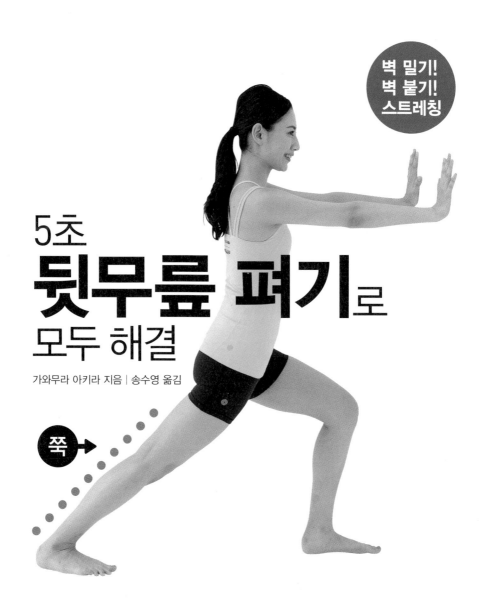

벽 밀기!
벽 붙기!
스트레칭

5초
뒷무릎 펴기로
모두 해결

가와무라 아키라 지음 | 송수영 옮김

쭉

이아소

벽 밀기 스트레칭

다리를 앞뒤로 벌리고
양손으로 5초간, 똑바로 힘주어 벽을 밉니다.
뒷무릎이 쭉— 펴집니다.

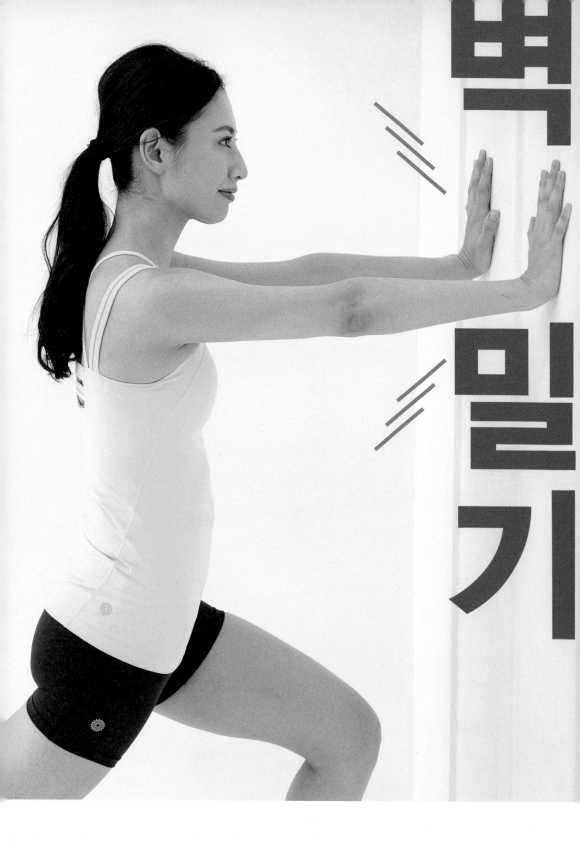

벽
밀
기

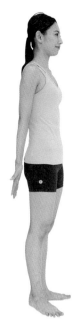

벽 붙기 드로인

발꿈치 — 엉덩이 — 등 — 후두부가
벽에 착 붙습니까?
5초간 이 자세를 유지합니다.

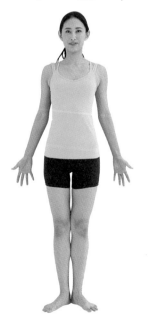

*드로인(draw in)
숨을 들이쉬고 배에 힘을 주어
안쪽 근육을 단련하는 트레이닝법.
뱃살을 빼는 데 효과적이다.

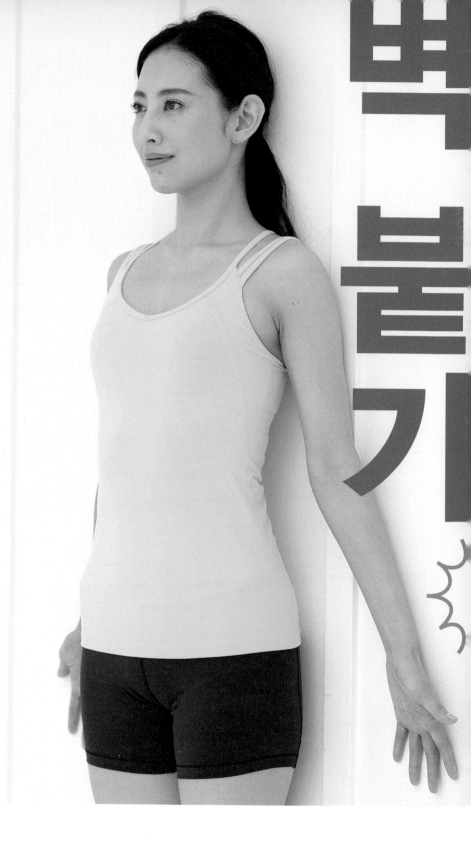

원·투·스리 체조

허리를 곧게 펴고 앉은 자세로 무릎을 3번,
무릎을 펴고 나서 엉덩이를 3번
리드미컬하게 두드립니다.

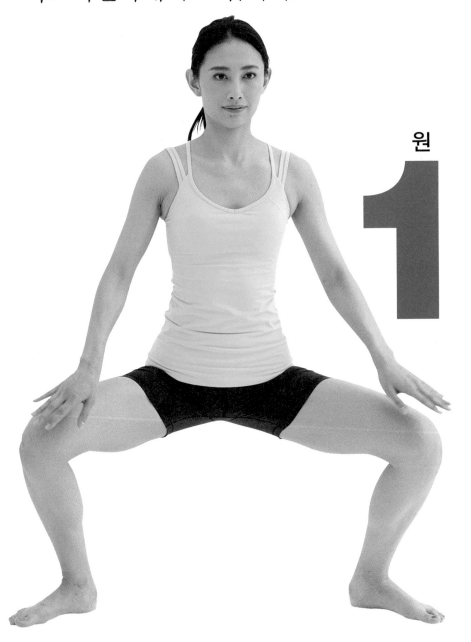

원

1

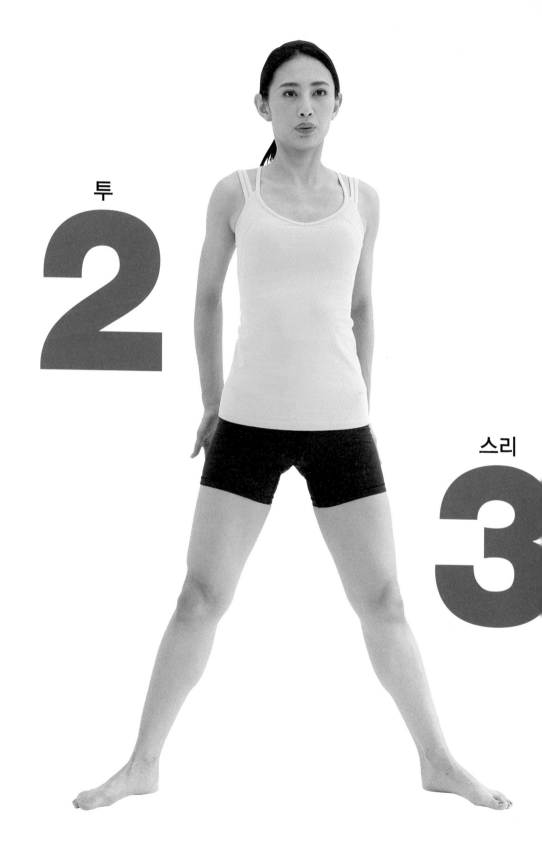

단
3가지
자세로
기적이

10세는
젊어진 듯하다는
말을 들었습니다

몸이 점점
유연해졌습니다

체중이 3kg 줄어
한결 단단한 몸매가
되었습니다

고혈압이었는데
정상으로 돌아왔어요!

어깨 결림과
요통이 거짓말처럼
사라졌습니다

걷는 속도가
빨라졌습니다

일어난다!

뒷무릎

최고의

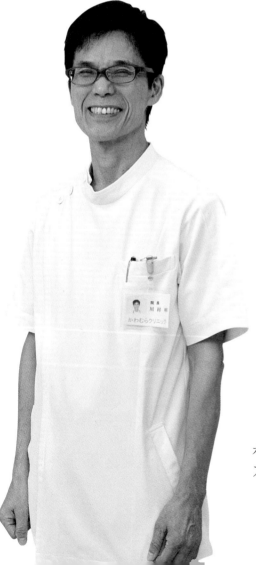

뒷무릎이 잘 펴지십니까?

고령이 되면 허리가 휘고 등이 굽는데 그 시작이 바로 뒷무릎입니다.

뒷무릎 근육이 굳으면 다리가 똑바로 펴지지 않아 허리와 등이 점점 굽어집니다. 비뚤어진 자세를 취할 때는 몸에 힘을 주지 않아도 되므로 늘어집니다. 그러나 몸은 편하지만 체간 근육이 변형돼 한층 자세가 나빠지는 악순환에 빠집니다.

가와무라 클리닉 원장
가와무라 아키라

펴기는
안티에이징

나아가 등이 휘면 자연히 호흡이 얕아집니다. 혈행이 나빠지므로 내장이나 자율신경의 기능도 저하되어 변비, 고혈압, 신진대사 증후군, 근력 저하, 요통, 심지어 자율신경실조증이나 우울증, 치매 등의 원인이 되기도 합니다.

이것은 고령자만의 문제가 아닙니다.

책상 앞에 앉는 시간이 많은 사무직, 운동이 부족한 사람, 통통하게 살집이 있는 사람들도 뒷무릎이 딱딱한 경우가 많습니다.

평소 의식적으로 뒷무릎을 쭉 펴주세요. 하루 5초도 좋습니다.

이 책에서 소개하는 3가지 자세는 단 3분만으로 충분히 실천 가능합니다.

다시 강조하지만 뒷무릎을 쭉 펴는 하루 5초가 당신의 인생을 완전히 바꿔줄 것입니다.

차례

PART 1
뒷무릎 펴기의 '기적' · 17

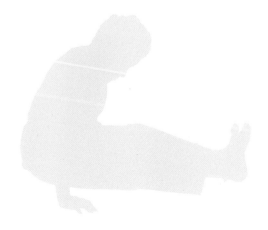

PART 2
기적이 일어난다! 뒷무릎 펴기 3가지 자세

PART 3
내 몸 진단부터 해법까지! 족집게 맞춤 스트레칭 · · · · · · · · · · · · · 61

PART 4
뒷무릎 펴기로 완전히 달라졌다! 나의 부활 스토리

이 책을 읽고 스트레칭을 하시는 분께

1

무릎에 물이 찼거나,
부기가 있거나,
통증이 심할 때는
삼가시기 바랍니다.

2

스트레칭을 하시는 도중
통증이 느껴지면
바로 중지해주십시오.

3

눈을 감고 동작을 하면
순간적으로 몸 근육을 쓰게
되어 휘청거릴 수 있으므로
눈을 뜨고 하십시오.

4

임신부는 복부에
압력이 가해지는 운동은
삼가시기 바랍니다.

뒷무릎 펴기의 '기적'

야마구치현 우베시에 자리한
가와무라 클리닉에서
'기적'의 현장을 목격하였습니다

양손으로 전신을 들어 올리는 84세!

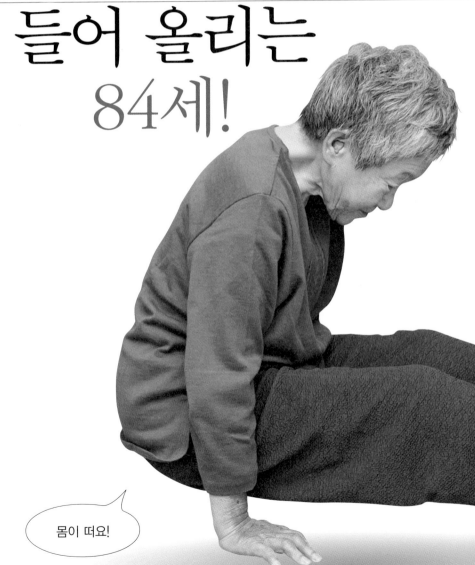

몸이 떠요!

4년 전까지만 해도
시름시름 예비 환자!?

양다리를 펴고 바닥에 양손을 대자마자 스에나가 야에코 씨의 몸이 가볍게 공중에 떠오른다. 특별히 힘을 주는 것처럼 보이지 않는데도 양손의 힘만으로 전신을 들어 올린다니 그야말로 믿기 힘든 광경이다.

야에코 씨는 지금 84세이다. 그런데 70대 후반까지만 해도 등이 굽고 목도 옆으로 뻐딱해서 늘상 넘어지곤 했다. 누가 봐도 곧 자리보전

하고 드러누울 예비 환자에 꼽혔다. 그런데 80세에 안티에이징 요가를 시작하고부터 몰라보게 등이 똑바로 펴졌다. 그리고 어느새 체간의 근력도 좋아져서 사진과 같은 포즈까지 가능하게 되었다!

가와무라 클리닉의 요가 교실에서 현재 이 자세가 가능한 사람은 야에코 씨가 유일하다. 그야말로 '슈퍼 할머니'의 탄생이다.

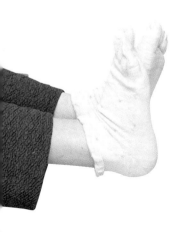

하라다 미요코 씨

가볍게
아치 자세 완성
83세!

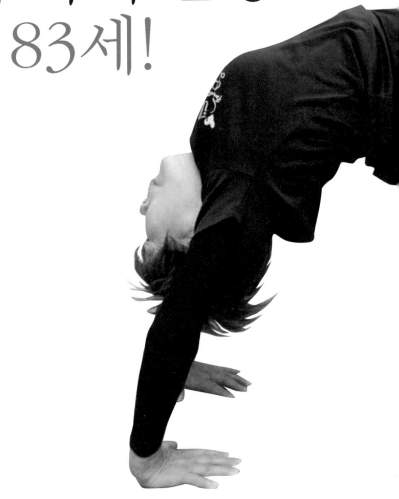

아치 자세를 할 수 있게 되면서
복용하는 약도 줄었다

　대단한 유연성을 자랑하며 젊은이들도 엄두를 내지 못하는 아치 자세를 멋지게 보여주는 하라다 미요코 씨. 놀랍게도 안티에이징 요가를 처음 시작한 4년 전만 해도 고관절에 통증이 있어서 바닥에 앉는 것조차 힘들었다고 한다. 혈압, 혈중 콜레스테롤 수치가 높고, 근력도 약해서 "무엇 하나 쉬운 것이 없었다"고 말할 정도였다고. 그런 하라다 씨에

게 가와무라 선생은 "이렇게 하시면 됩니다"라며 하나하나 세심한 조언을 아끼지 않았다. 지시를 차근차근 따르는 사이 점차 뒷무릎과 고관절, 견갑골이 유연해지고 어느새 멋지게 아치 자세까지 가능하게 되었다고 한다. 복용하는 약도 줄어 지금은 완전히 건강한 생활을 만끽하고 있다.

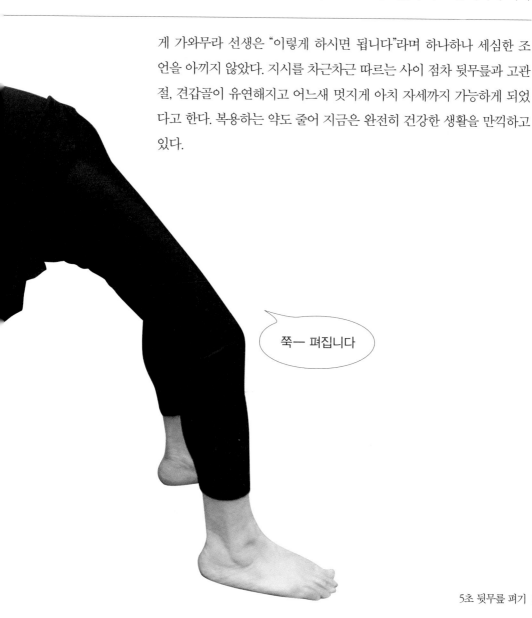

쭉― 펴집니다

미후지 도모코 씨

쫙— 다리
일자 벌리기가
가능한 75세!

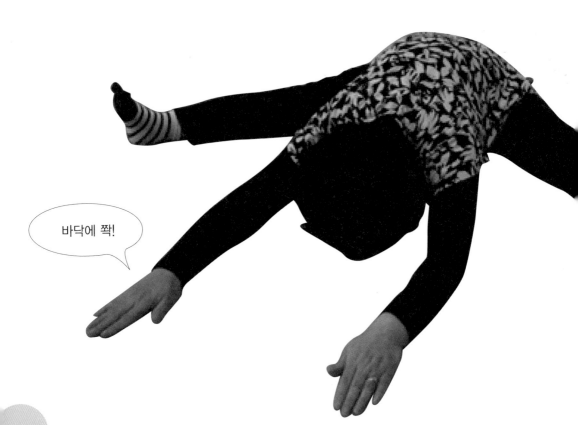

바닥에 쫙!

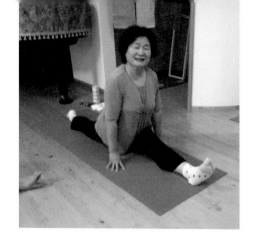

몸이 유연해지니
냉증까지 개선

상반신이 바닥에 펴지듯 쫙 붙는 유연성이 놀라운 수준이다. 최근에는 다리 앞뒤 일자 벌리기까지 가능해졌다는 미후지 도모코 씨. 이것은 매일 꾸준히 '벽 밀기, 벽 붙기, 1·2·3 체조'를 연습한 성과다.

"내내 허리가 아팠는데 어느 날부터 통증이 완전히 사라지더라고요. 기준치를 훨씬 넘긴 악성 콜레스테롤 수치도 정상으로 돌아왔어요."

오랜 세월 괴롭히던 냉증도 개선되어 손발이 따뜻해졌다. 무엇보다 기쁜 것은 몸이 단단해지고 피부에도 생기가 돌아 나이보다 젊어 보이는 것이라고 한다.

확실히 젊어 보인다는 말에 동감!

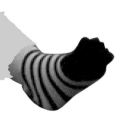

우리 몸의 '신전력'은 뒷무릎으로 결정된다!

중력을 거슬러
몸을 세우는 힘 = 신전력

어째서 뒷무릎을 펴면 좋지 않은 심신의 문제가 개선되는 것일까? 그 비밀은 우리 몸의 '신전력'에 있다.

인류는 이족 보행을 하는 생물이다. 지구의 중력을 거슬러 지면에 발바닥만 붙이고, 근육의 힘으로 똑바로 몸을 세우고 살아간다.

몸을 펴는 근육의 힘, 이것이 신전력이다. 신전력을 담당하는 것은 주로 몸의 후방 근육이다.

젊고 에너지가 넘치면 몸을 똑바로 세우는 것이 어렵지 않다. 그러나 나이를 먹고 몸이 쇠약해지면 자신도 모르는 사이 신전력이 떨어지고, 중력을 거스르기 힘들어진다.

등을 펴도
다시 원상태로 돌아오는 이유

'등이 굽었다', '자세가 나쁘다'는 것을 깨달으면 의식적으로 허리를 편다. 하지만 대개 일시적일 뿐, 다시 바로 이전 상태로 돌아가버린다. 어째서 그럴까? 뒷무릎이 펴지지 않았기 때문이다.

신전력의 기점이 바로 뒷무릎이다. 무릎이 굽으면 허벅지 근육이 위축되고, 골반이 무너지며, 등이 굽는 등 근육의 연쇄반응이 일어나 오른쪽 페이지의 사진과 같이 구부정한 자세가 된다. 이렇게 되면 체간을 이루는 속 근육에 힘이 들어가지 못하므로 복근이나 등을 비롯해 여러 근육이 풀려버린다. 그리고 이것이 굳어져서 어느새 자기도 모르게 허리가 굽은 할머니 체형이 된다. 이 자세야말로 심신의 건강을 해치는 큰 원인이다.

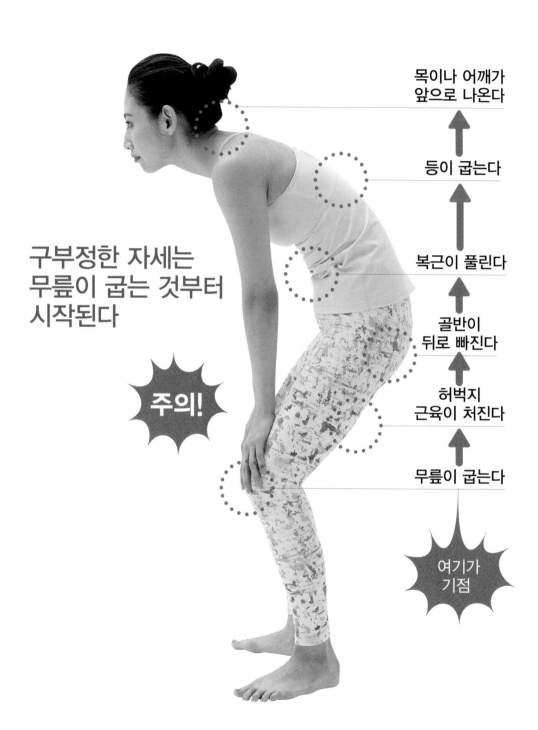

목이나 어깨가
앞으로 나온다

↑

등이 굽는다

↑

복근이 풀린다

↑

골반이
뒤로 빠진다

↑

허벅지
근육이 처진다

↑

무릎이 굽는다

구부정한 자세는
무릎이 굽는 것부터
시작된다

주의!

여기가
기점

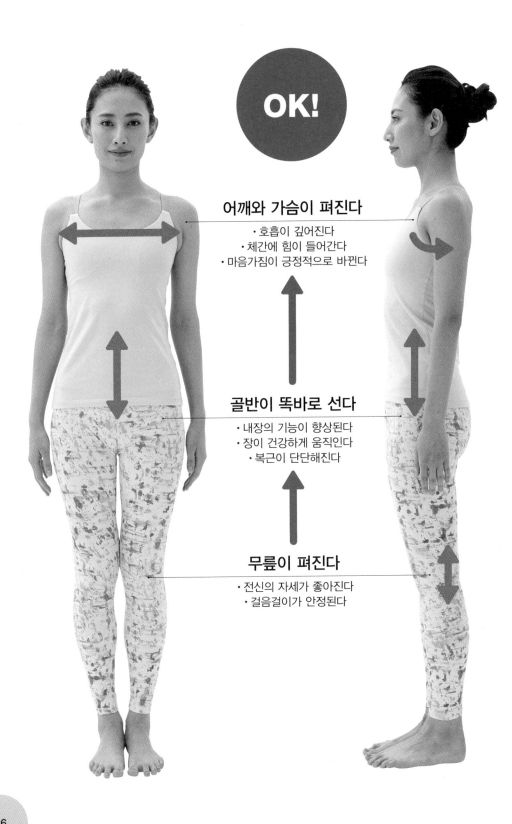

OK!

어깨와 가슴이 펴진다
· 호흡이 깊어진다
· 체간에 힘이 들어간다
· 마음가짐이 긍정적으로 바뀐다

골반이 똑바로 선다
· 내장의 기능이 향상된다
· 장이 건강하게 움직인다
· 복근이 단단해진다

무릎이 펴진다
· 전신의 자세가 좋아진다
· 걸음걸이가 안정된다

무릎이 잘 펴지기만 해도
몸 상태가 개선된다

올바른 자세가 만병을 예방한다!

체간에 힘이 없으면 여러 문제가 일어난다. 예를 들면 요통. 복압이 약해지면 골반이 뒤로 무너지고, 자세가 나빠진다. 이로써 허리에 부담을 준다. 또한 복압이 약해지면 장으로 가는 혈행이 나빠지며 변비 등 장 트러블의 원인이 된다.

등이 굽고 어깨가 처지면서 호흡에도 변화가 나타난다. 심호흡이 힘들어지는 것이다. 호흡이 얕아지면서 혈행 또한 나빠지고 대사 기능이 저하돼 면역력이 떨어지고 자율신경 균형이 무너진다. 나아가 뇌로 가는 혈행도 좋지 않아 인지 기능에 악영향도 우려된다.

무릎이 굽으면 보행이 힘들고 잘 넘어지는 원인이 된다. 몸을 움직이는 것이 불안해지면 활동을 줄이기 마련이다. 이로 인해 근육이 점점 딱딱해져서 악순환이 되풀이된다.

이런 문제를 개선하기 위해서는 굽어 있는 뒷무릎을 펴는 것이 대단히 중요하다. 상세한 내용은 Part 2에서 설명하겠지만 왼쪽 페이지의 사진과 같이 도미노식으로 몸이 회복된다. '정말일까?' 하고 의심하는 분도 계시지만 사실이다.

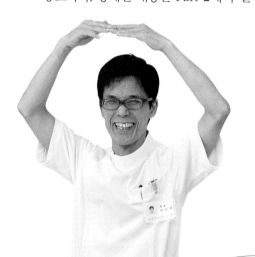

뒷무릎을 펴는 요가를 통해 실제로 많은 분이 건강과 웃음을 되찾으셨다. 의사인 나 자신도 바로 그런 케이스 중 하나이다.

우선은
뒷무릎부터!

PART 2

기적이 일어난다!

뒷무릎
펴기
3가지 자세

'벽 밀기, 벽 붙기, 1·2·3 체조'의
방법과 효과를 상세히 설명합니다

1

벽 밀기
스트레칭

뒷무릎 전체를 쭉— 펴는 스트레칭.
양손으로 벽을 밀어주면
등 근육이나 체간에 힘이 들어가
자세가 좋아지고, 요통도 개선된다.
복근을 꽉 조여주어 배도 홀쭉하게 들어간다.
여기에 위와 장의 혈행도 개선되어
내장이 건강해지므로
면역력이 증진되는 장점까지 함께 따라온다.

**뒷무릎을
쭉— 편다**

발꿈치를 바닥에 붙인다

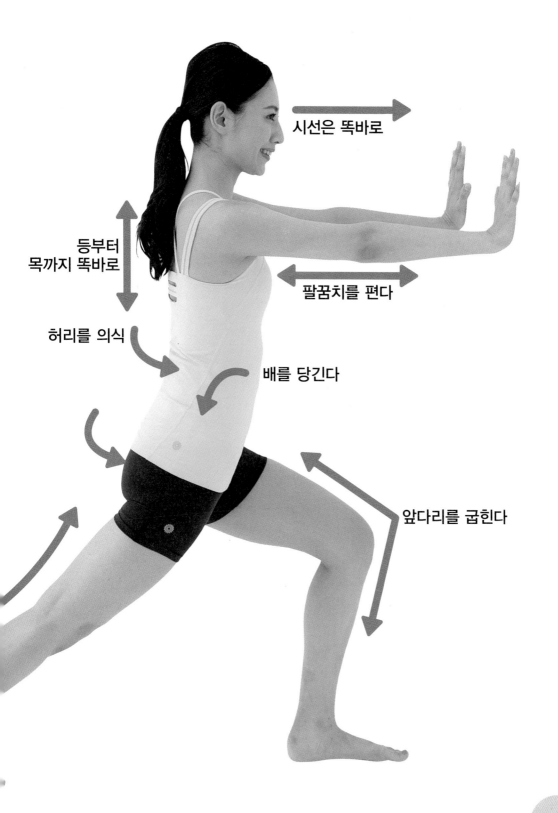

시선은 똑바로

등부터
목까지 똑바로

팔꿈치를 편다

허리를 의식

배를 당긴다

앞다리를 굽힌다

벽 밀기 함께 해봐요

단단한 벽과 평평한 바닥만 있으면 언제든 할 수 있는 스트레칭.
발꿈치가 밀리지 않도록 맨발로 하는 것을 권한다.
뒤쪽에 빠져 있는 다리의 뒷무릎이
충분히 펴지는 느낌을 의식할 것.
다리를 넓게 벌릴수록 효과가 크다.
시간이 없을 때는 ④의 자세만 해도 좋다.

1 벽 앞에 선다

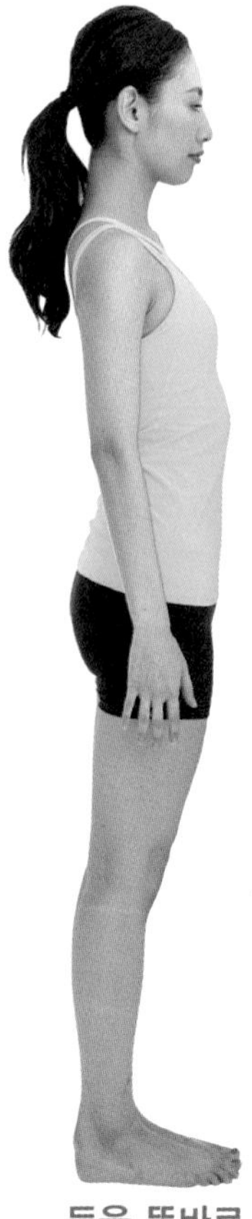

2 양손을 벽에 붙이고
다리를 앞뒤로 벌린다

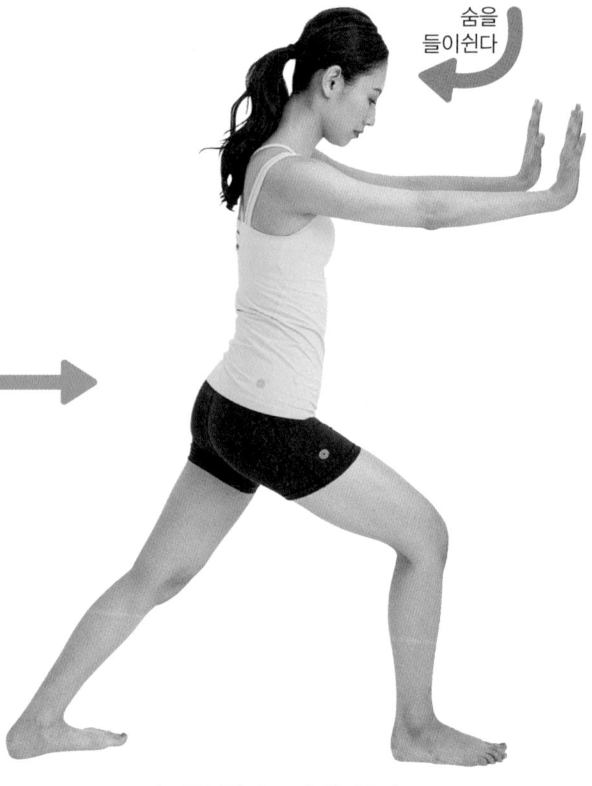

숨을
들이쉰다

등을 똑바로

벽 앞에서
양발을 모으고 선다.
등을 똑바로 쭉 편다.

다리를 벌리고 손을 벽에

다리를 앞뒤로 가급적 일자로 벌린 뒤
뒷다리의 뒷무릎을 쭉 펴고 앞다리를 구부린다.
양손을 뻗어 어깨 높이에서
벽에 대고 숨을 들이쉰다.

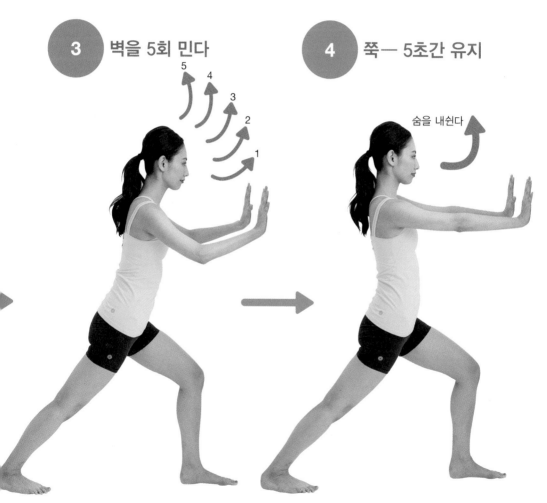

③~④를
다시 한번 반복한 다음
다리를 바꿔서
똑같은 방법으로 실시

3 벽을 5회 민다

5
4
3
2
1

4 쭉— 5초간 유지

숨을 내쉰다

벽을 천천히 5회 민다
배와 엉덩이에 힘을 주고
숨을 조금씩 내쉬며
숫자 '1, 2, 3, 4, 5'를 세면서
벽을 민다.

뒷무릎을 충분히 편다
양팔을 펴서 벽을 미는 동시에
발꿈치를 바닥에 세게 힘을 주며 붙인다.
5초간 숨을 모두 내쉰다.

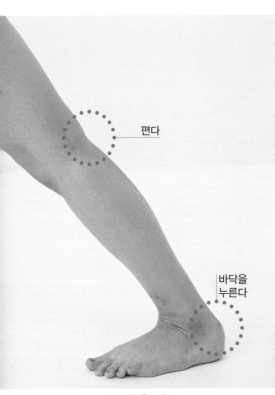

편다

바닥을
누른다

**뒷무릎을 펴고
발꿈치에 힘을 주어 붙인다**

무릎은 최대한 펴고, 발꿈치는
바닥에 세게 힘을 주며 붙인다.
발꿈치 아래 얇은 수건을 깔아놓고,
수건을 잡아당겨도 빠지지 않을 정도로
하면 한층 효과적이다.

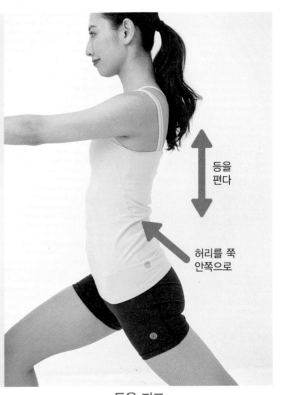

등을
편다

허리를 쭉
안쪽으로

**등을 펴고
허리를 쭉 안쪽으로**

등을 펴고 복근을 중심으로
배에 힘을 주면서 벽을 밀어주면
체간 근육이 단단해진다.

벽 밀기
이 점을 의식한다!

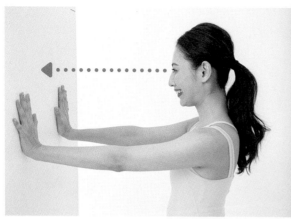

양팔을 뻗고
첫사랑을 떠올린다

만화나 영화의 한 장면처럼 양팔 사이에
첫사랑이 서 있는 느낌을 떠올려보자.
시선을 고정하면 등이 펴지는 한편
호르몬 분비에도 효과가 있다.

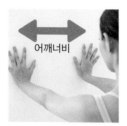

어깨너비

팔은 어깨너비,
손가락은 살짝 벌린다

양팔은 어깨너비로 벌리고,
어깨와 같은 높이로 유지.

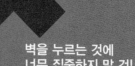

벽을 누르는 것에
너무 집중하지 말 것!

이 체조는 벽을 누르는 것보다 몸을 펴는 것
이 중요하다. 힘주어 세게 누르느라 몸이 굽
는다면 이는 본말이 전도된 잘못된 동작이
다. 만약 다리를 쭉 폈을 때 통증이 심하다
면 아프지 않을 정도로 앞뒤 발의 너비를 조
절한다. 그럼에도 통증이 있다면 잠시 휴식
을 취한다.

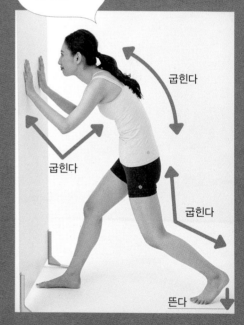

이것은 NG

굽힌다

굽힌다

굽힌다

뜬다

2

벽 붙기
드로인

똑바로 꼿꼿이 선 자세를 취할 수 있는가?
발꿈치, 엉덩이, 등, 후두부 4지점이 일직선으로
나란히 있다면 올바른 자세이다.
벽에 몸을 딱 붙이는 동작을 통해
올바른 자세를 익히도록 하자.
이것만으로도 체간 근육이 단단해지고
'젊어졌네', '날씬해졌네'라는 칭찬을 듣는다.
뒷무릎도 쭉 펴진다.

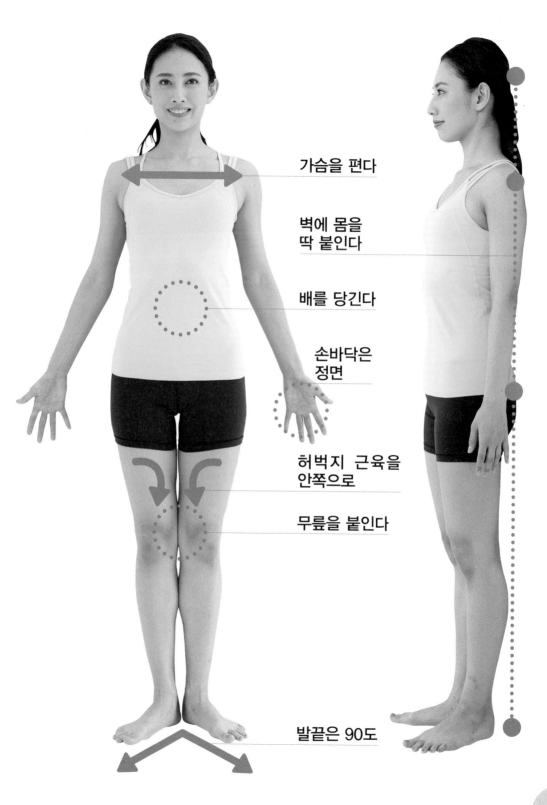

가슴을 편다

벽에 몸을
딱 붙인다

배를 당긴다

손바닥은
정면

허벅지 근육을
안쪽으로

무릎을 붙인다

발끝은 90도

벽 붙기 함께 해봐요

처음에는
'발꿈치를 붙이면 등이 뜬다', '엉덩이가 벽에서 떨어진다'는 분도 있다.
하지만 포기하면 안 된다.
몸 곳곳을 의식하며
발꿈치, 엉덩이, 등, 후두부 4지점이 벽에 붙도록 노력하면
어느새 몸이 곧게 펴지게 된다.

1 벽에 4지점을 붙인다

2 발끝은 90도,
무릎은 딱 붙인다

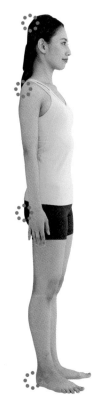

4지점을 의식하면서 선다

벽에 기대서서,
후두부~발꿈치를 붙인다.
아무리 해도 발꿈치가 붙지 않는
경우는 반보 앞으로.

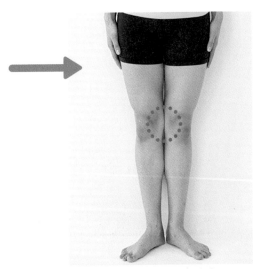

발끝을 벌리고 선다

발꿈치를 벽에 붙인 채
발끝을 90도로 벌리고 양 무릎 안쪽에
힘을 주어 무릎을 붙인다.

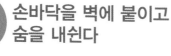

3 손바닥을 벽에 붙이고
숨을 내쉰다

4 손을 돌려
5초간 유지

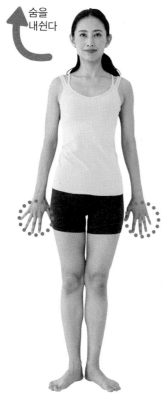

숨을
내쉰다

엉덩이를 벽에 착!
숨을 내쉬며 팔을 쭉 펴서
손바닥을 벽에 댄다.

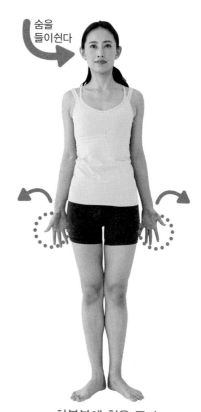

숨을
들이쉰다

하복부에 힘을 준다
숨을 들이쉬면서 손바닥을 돌려
손등을 벽에 붙인다.
이때 어깨를 펴고 벽에 눌러주며
배를 당긴 채 5초간 유지.

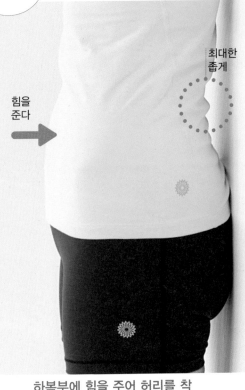

벽에 붙인다

편다

힘을 준다

최대한 좁게

가슴을 펴고 양어깨를 벽에 착

양팔을 벽에 착 붙일 때
양어깨도 완전히 펴서 벽에 댄다.
가슴이 벌어지면 심호흡이 가능하다.

하복부에 힘을 주어 허리를 착

벽과 허리 사이에 간격이 넓은 것은
골반이 비뚤어져 있다는 증거다.
배꼽 아래 단전을 벽에 붙인다는
느낌으로 의식한다.

벽 붙기
이 점을
의식한다!

단전을 의식한다

NG

허리와 벽 사이가
벌어진다

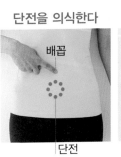

배꼽

단전

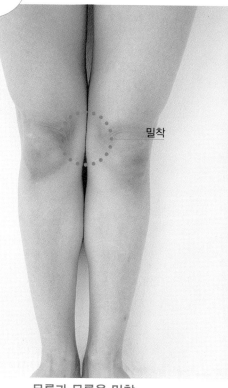

밀착

무릎과 무릎을 밀착
이 자세로 무릎을 붙이면
허벅지 내전근이 단련되어
뒷무릎 펴기에도 도움이 된다.

안쪽 허벅지에도 힘을 주자
무릎이 벌어지는 것은
내전근이 약하기 때문.
무릎관절을 붙이기 위해
노력하면 점차 강화된다.

NG

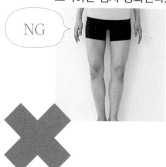

Point!

벽에서 떨어져도
복근의 힘을 풀지 않는다

벽 붙기 동작은 잘하지만 벽에서
떨어지자마자 자세가 흐트러진
다면 이는 평소 체간에 힘을 주지
않는다는 증거다. 이런 경향은 젊
은 사람들도 흔하다. 평소 일상생
활 중에도 배를 당기고 올바른 자
세를 유지하면 그만큼 몸의 중심
근육(이너 머슬)이 단단해진다.

아~
끝났다

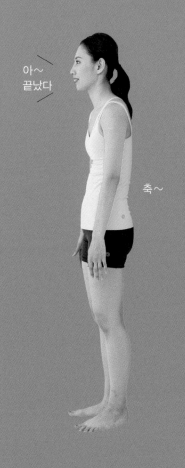

축~

3

원·투·
스리
체조

골반을 지탱하는 근육을
순간적으로 긴장시키는 운동이다.
씨름 선수가 경기장에 들어갈 때 몸을 두드리는 동작은
아드레날린 분비를 촉진시켜
긴장감과 경쟁심을 고취하는 효과가 있다.
이것을 살짝 흉내 내어, 몸을 깊숙이 내려서
앉은 자세에서 탁탁하고 몸을 두드린다.
균형 감각이 향상되고 혈행이 개선될 것이다.
하반신이 단단해져서
뒷무릎 펴기에 큰 도움이 된다.

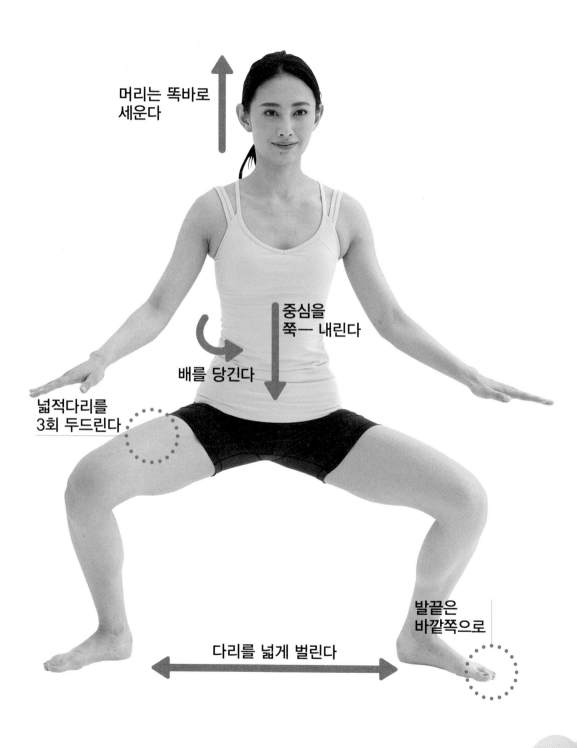

머리는 똑바로
세운다

중심을
쭉— 내린다

배를 당긴다

넓적다리를
3회 두드린다

발끝은
바깥쪽으로

다리를 넓게 벌린다

원·투·스리 함께 해봐요

여기서는 특히 호흡을 의식하며 동작을 한다.
숨을 깊이 들이쉬었다가
마지막까지 완전히 내뱉는 것이 요령이다.
그리고 힘차게 '원·투·스리' 하고
소리를 내며 몸을 두드린다.

1 다리를 넓게 벌린다   **2** 천천히 허리를 내린다

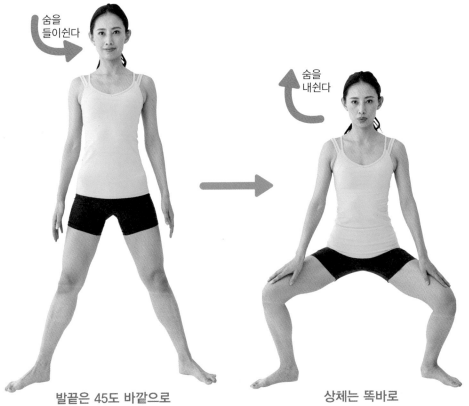

숨을 들이쉰다

숨을 내쉰다

발끝은 45도 바깥으로
양다리를 넓게 벌리고 선 다음
천천히 숨을 깊이 들이쉰다.

상체는 똑바로
허리와 배에 힘을 주고
숨을 내쉬면서 엉덩이를
일직선으로 내린다.

44

①~④를 3회 반복한다

3 넓적다리를
3회 두드린다

4 일어서서 엉덩이를
3회 두드린다

\ 원·투·스리 /

\ 원·투·스리 /

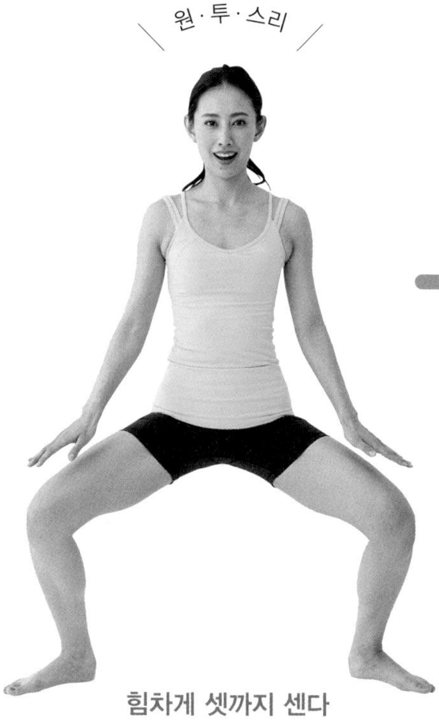

힘차게 셋까지 센다
그 상태에서 숨을 멈추고
'원·투·스리'를 외치며
넓적다리를 3회 두드린다.

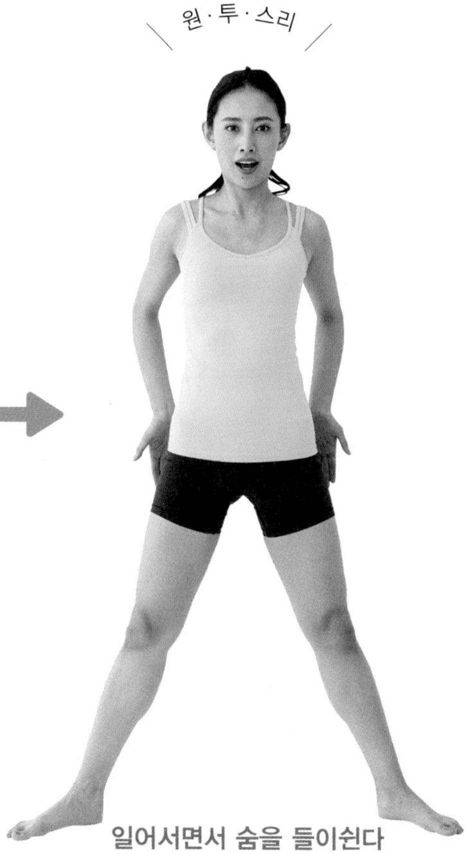

일어서면서 숨을 들이쉰다
크게 숨을 들이쉬면서 일어서서
'원·투·스리'를 외치며
엉덩이를 3회 두드린다.

5초 뒷무릎 펴기   **45**

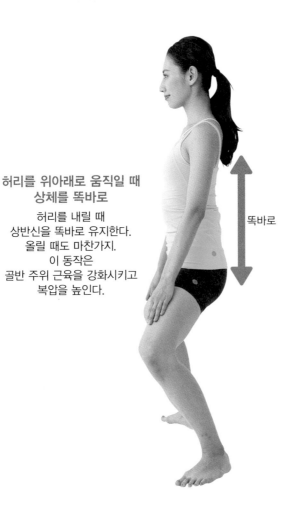

**허리를 위아래로 움직일 때
상체를 똑바로**

허리를 내릴 때
상반신을 똑바로 유지한다.
올릴 때도 마찬가지.
이 동작은
골반 주위 근육을 강화시키고
복압을 높인다.

똑바로

원·투·스리
이 점을 의식한다!

거울을 보면서 확인
앞이나 뒤로 몸이 기울면
요통과 무릎 통증의 원인이 된다.
옆에서 가족이 점검해주거나
거울을 보면서 확인한다.

Point!

무리하게
허리를 내리지 말 것

스쿼트 등의 운동과 마찬가지로
무릎에 부담이 될 수 있는 동작이
다. 내려가는 정도를 조절하면서
무리가 되지 않는 선에서 멈춘다.

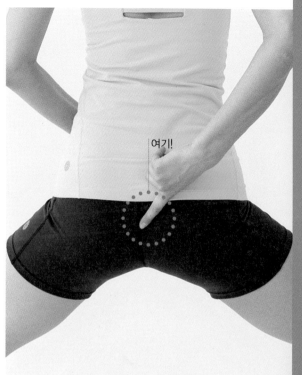

여기!

꼬리뼈를 의식한다
체조를 시작하기 전에
손끝으로 꼬리뼈를 만져보자.
이 뼈를 위아래 일직선상으로
이동한다는 느낌으로 하면
몸이 기울지 않는다.

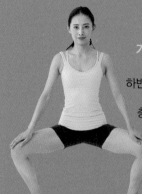

가능한 사람은 깊이
깊이 내려갈수록
하반신과 체간이 단련된다.
가능한 사람은
충분히 허리를 내리면
효과가 크다.

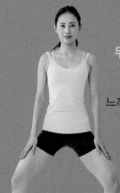

무릎 통증이 있다면
가볍게
무릎에 통증이
느껴지지 않는 범위까지만
내려간다.
매일 계속하는 것이
중요하므로
무리하는 것은 금물.

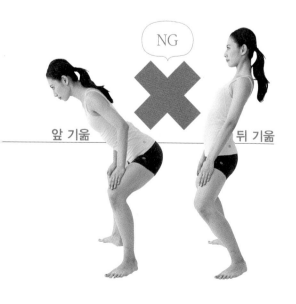

NG

앞 기욺   뒤 기욺

벽 밀기, 벽 붙기, 1·2·3 체조는
건강 유지의 '만능 약'

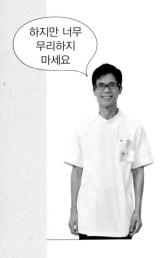

하지만 너무
무리하지
마세요

하루 3분이 무리라면 5초도 OK

3가지 운동을 보고 난 소감은? 너무나 간단하기 때문에 책에서 소개한 횟수를 다 하더라도 1동작에 1분 정도밖에 걸리지 않는다. 더 단시간에 하고 싶다면 마음이 내킬 때 아래의 한 가지 자세만이라도 실천해보자. 단 5초의 투자만으로도 몸에 충분히 효과가 있다.

'벽 밀기'는 뒷무릎과 함께 양다리의 안쪽 근육과 등 근육, 체간 등을 강화한다.

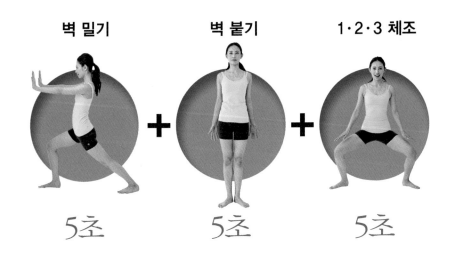

벽 밀기	벽 붙기	1·2·3 체조
5초	5초	5초

'벽 붙기'는 체간 근육을 긴장시키면서 무릎과 깊이 연관된 허벅지 근육(햄스트링)과 내전근을 단련한다.

'1·2·3 체조'는 고관절을 유연하게 만드는 효과가 있으며, 심호흡 훈련이 되기도 한다.

3가지를 세트로 함으로써 뒷무릎을 중심으로 한 전신 근육이 본래 기능과 힘을 회복한다.

그리고 이것을 지속하는 동안 몸 상태가 조금씩 변화한다. 나아가 어느 순간부터는 '요즘 통증이 사라졌네', '왠지 몸 컨디션이 좋아' 하고 깨닫게 된다. 어째서 그럴까. 다음 페이지에서 상세히 알아본다.

호흡 이 개선된다!

심호흡은 건강의 토대.
'들이쉬기'보다 '내쉬기'를 의식하며 동작한다

호흡을 얕게 하는 사람이 늘고 있다. 현대인은 스트레스로 자율신경이 항상 긴장하고 있기 때문에 폐를 움직이는 횡격막의 기능이 저하되고 있다.

폐는 본래 고무풍선과 같이 상하좌우로 부풀게 되어 있지만 폐를 아래에서 지탱하는 횡격막이 딱딱하면 위쪽 절반밖에 부풀지 못한다. 그뿐 아니라 운동 부족이나 노화로 등이나 어깨가 굽으면 폐의 상부도 압박을 받아서 커지는 데 지장이 있다. 이로 인해 호흡이 얕아진다.

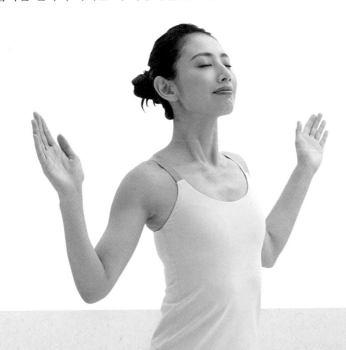

체조할 때 호흡을 의식할 것!

그렇기 때문에 매일 심호흡을 의식적으로 하라고 권장하지만 사실 좀처럼 실천하기 힘들다. 이런 상황에 도움이 되는 것이 3가지 체조이다. 심호흡을 하면서 천천히 동작을 하므로 호흡이 자연스럽게 정상화되고 이것이 몸에 밴다. 복압을 안정화하는 운동이므로 횡격막의 기능도 좋아지고 폐도 원활하게 부풀어 오른다.

요가에서는 '들이쉬기'보다 '내쉬기'를 중시한다. 마지막까지 완전히 숨을 내뱉은 다음 들이쉬도록 명심하자.

호흡이 개선되면 체내 산소가 늘어 자율신경의 균형이 잡히고, 혈행도 좋아진다. 컨디션이 좋아졌다고 느끼는 이유이다.

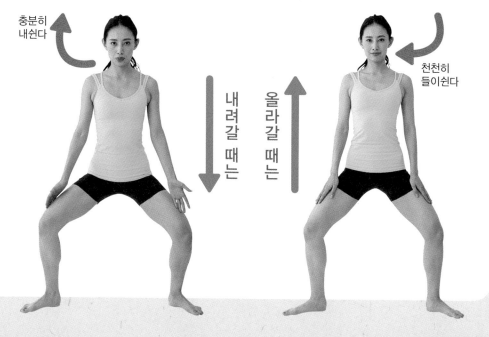

충분히 내쉰다

천천히 들이쉰다

내려갈 때는

올라갈 때는

뇌가 좋아진다!

하반신 근육을 단련해
뇌를 건강하게

음악, 회화, 필사, 색칠하기, 종이접기……, '치매 예방'이라는 명목으로 다양한 활동이 실행되고 있지만 의학적 근거가 있는 것은 운동뿐이다. 경도 인지 장애(MCI)의 절반가량은 운동 등 생활 습관 개선으로 회복된다는 사실을 확인할 수 있다.

어째서 운동이 치매 예방에 효과적일까? 한 가지는 호흡이다. 운동으로 깊은 호흡이 가능해지면 체내 장기로 가는 산소량이 증가한다. 장기 중에서도 가장 산소를 많이 사용하는 곳이 뇌

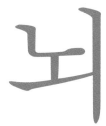

'하세가와식 치매 진단 척도' 수치가 모두 상승!

인지 기능을 객관적으로 판단하는 검사 방법의 하나로 '하세가와식 치매 진단 척도(HDS-R)'가 있다. 전부 가능하면 30점, 20점 이하는 '치매 의심' 단계로 본다.

3년 정도 전부터 요가 교실 회원 중 80세 이

이므로 산소가 증가하면 뇌 기능도 향상한다.

또한 하반신 근육을 단련하는 것도 좋은 영향을 미친다. 넓적다리의 대퇴사두근이나 햄스트링을 사용해 운동을 하면 근육에서 '마이오카인'이라는 호르몬의 일종이 분비된다. 이 물질이 안티에이징 효과가 있으며, 알츠하이머형 치매를 예방하는 것으로 알려져 있다. 운동을 하면서 노래를 부르거나, 사람들의 동작을 보고 따라 하는 것도 뇌를 자극한다.

'치매에 걸리고 싶지 않다', '늙고 싶지 않다'고 생각한다면 3가지 동작을 일상에서 꾸준히 실천하도록 하자.

전원
80대

하세가와식 치매 진단 척도

상 어르신을 대상으로 1년에 한 번 이 테스트를 실시하고 있다. 그 결과 놀라운 사실이 밝혀졌다. 처음 검사할 때보다 거의 모두 점수가 오른 것이다. 더욱 반가운 사실은 20점 이하가 한 분도 없었다. 요가가 뇌에 좋은 영향을 준다는 사실을 분명히 증명하는 결과이다.

안티에이징 요가 회원	최초 수치	2~3년 후 수치
A씨	19	30
B씨	18	22
C씨	20	28
D씨	20	25
E씨	23	27
F씨	18	22

장이 좋아진다!

체간을 강화하여 복압을 높이면
내장이 건강해진다

  최근 장 연구가 급속도로 진전되며 장이 다양한 역할을 한다는 사실
이 속속 밝혀지고 있다. 예를 들면 면역 세포의 70%가 장에 존재하고,
알레르기와 깊이 연관되어 있다는 점이나, 행복감을 유도하는 호르몬
세로토닌이 주로 장에서 만들어지기 때문에 우울증 등과 관계가 깊다
고 한다. 이런 연유로 '제2의 뇌'라고도 불린다.

  나 역시 오랫동안 알레르기　　　　　질환과 우울증 증세가 있었
으나, 요가를 시작하면서　　　　　장이 깨끗해지자 놀라울

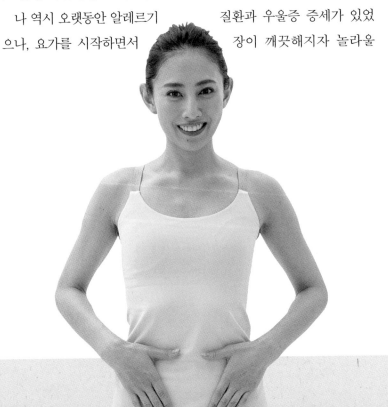

정도로 증상이 개선되었다.

　그렇다면 어떻게 요가로 장이 깨끗해질 수 있을까. 나는 체간이 강화되기 때문이라고 생각한다. 체간이 튼튼하면 장과 같은 내장을 감싼 복막에 가해지는 압력(복압)이 높아진다. 그러면 장으로 보내는 혈액량이 증가하고, 장의 활동이 활발해진다. 장을 움직이면 변비가 개선되고 대사가 좋아진다. 배설하는 힘이 세지므로 장은 깨끗해지고, 장내 세균의 균형도 정상으로 바로잡히는 것이다. 덕분에 면역력도 함께 좋아지는, 그야말로 좋은 반응이 체내에서 연쇄적으로 일어난다.

 사치코 씨(43세)

약한 위장과 냉증이 바로 개선,
아치 자세까지 OK!

오랫동안 냉증과 변비로 고생하였고 위도 좋지 않았다. 가와무라 선생님에게 상담한 결과 치료와 함께 요가를 추천하셔서 바로 시작하였다. 처음엔 몸이 얼마나 딱딱하게 굳었는지 실감하고서 깜짝 놀랐다. 이후 꾸준히 따라하였더니 어느새 어깨나 뒷무릎의 근육이 풀려서 아치 자세까지 성공하기에 이르렀다. 그리고 이제는 겨울에 두꺼운 옷을 입지 않아도 냉증을 느끼지 않는다. 위 건강도 좋아졌고 변비는 한방 치료와 병행하여 완치되었다.

어깨,

체간 강화로 어깨와 허리의 부담이 줄어
자세가 똑바로 펴졌다!

　어깨 결림이나 요통의 원인은 다양하지만 최대 문제는 자세가 나쁜 것이다. 자세가 무너진 결과 뒷무릎이 딱딱해지고 체간도 약해진다. 자세를 똑바로 유지하고 올바르게 서 있을 때는 몸에 가해지는 중력이 분산되어 한곳에 부담이 집중되지 않으며 근육에 무리가 없다.

　그러나 비뚤어진 자세는 허리와 어깨, 목에 부담을 가하며 근육을 과도하게 긴장시킨다. 그래서 혈행이 나빠지고 노폐물이 쌓여 통증을 유발한다. 설상가상으로 통증 때문에 움직임이 줄어들면 근육이 한층 경

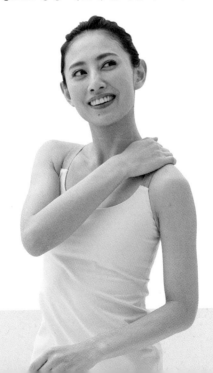

허리가 좋아진다!

직되어 자세가 나빠진다.

　이런 악순환을 끊으려면 일단 근육을 움직이는 수밖에 없다. 우선은 천천히 몸을 펴는 동작으로 시작해 체간 근육을 강화한다.

　고령자의 경우는 골다공증이나 압박골절로 등이 굽는 경우가 많은데 자세히 보면 무릎도 함께 굽어 있다. '우선은 뒷무릎부터 펴보세요'라는 조언과 더불어 운동을 권유하는데, 그 결과 이런 질병이 있어도 점차 등이 펴지는 것을 볼 수 있다. 뒷무릎에는 이 정도로 대단한 힘이 있다.

 다도코로 히로에 씨(79세)

세탁물을 널기 힘들 정도로
굽었던 허리가 펴졌다!

오랫동안 허리가 아파 높은 곳에는 손이 닿지 않았다. 손을 뻗으려고 해도 등과 허리가 굽어 특히 세탁이 가장 문제였다. 빨랫줄이 손에 닿지 않으니 빨래를 널 때마다 고통스러웠다. 그런데 3년 전부터 요가 교실을 다니며 '벽 밀기', '벽 붙기' 등의 체조를 배워 집에서도 연습하였더니 조금씩 등이 펴지는 것이 느껴졌다. 전에는 엄두도 내지 못했지만 이제 몸을 쭉 펼 수 있어 빨래를 널 때도 힘들지 않다. 전보다 집안일을 수월하게 할 수 있어서 아주 기쁘다.

혈행이 좋아진다!

혈압, 당뇨, 혈중 콜레스테롤 수치가 속속 개선되었다

뒷무릎이 잘 펴지자, 몸이 유연해지면서 혈액검사 수치가 정상으로 돌아왔다고 보고하는 분이 속속 나타났다. '놀라운 일이에요!'라며 하나같이 기뻐하신다. 그런데 이것이 특별한 일은 아니다. 몸이 유연해졌으니 당연하다.

최근 연구를 통해   몸이 딱딱한 사람은 혈관
탄력이 저하되고,   동맥경화에 걸리기 쉽다
는 사실이 밝혀졌다.   그 원인은 근육 내 콜라겐

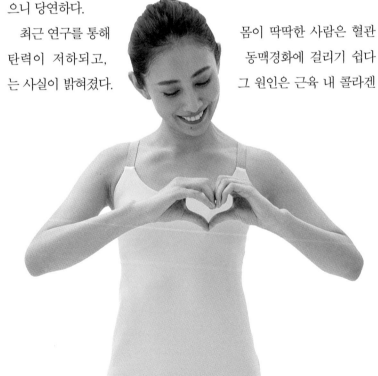

이다. 운동 부족 등으로 근육 내 콜라겐이 굳으면 혈관도 마찬가지로 탄력을 잃는다. 이를 풀어주는 것이 스트레칭 운동, 즉 '뒷무릎 펴기'이다. 혈관이 유연해지면 혈액 흐름이 원활해지고, 혈압도 떨어진다.

또한 뒷무릎을 늘림으로써 동시에 장딴지도 튼튼해진다. 장딴지는 제2의 심장이라고 할 정도로 혈액을 돌게 하는 펌프 역할을 하므로 혈행 개선에 효과적이다. 또한 53페이지에서 설명한 '마이오카인'은 혈당을 낮추고 지방을 분해하는 효과가 있다.

'사람은 혈관부터 늙는다'는 말이 있다. 뒷무릎 펴기는 바로 혈관을 젊게 만드는 운동이라고 할 수 있다.

 히라타 마사에 씨(52세)

고혈압과 갱년기 장애로
힘들던 일이 거짓말 같다

40대 초반부터 정서 불안과 우울증으로 힘들었다. 혈액검사에서 여성호르몬이 감소하고 있다는 진단을 받고 호르몬제 처방을 받았다. 40대 후반이 되면서부터는 혈압도 높아져서 혈압강하제까지 복용하였다. 약을 끊고 싶어 가와무라 선생님에게 상담하였더니 요가를 추천하셨다. 처음에는 몸이 매우 딱딱했지만 점차 유연해졌고 아치 자세까지 가능하게 되었다. 그러는 사이 어느새 혈압이 정상으로 돌아와 호르몬제를 먹지 않아도 미소를 되찾게 되었다.

미용
에 효과적이다!

**호르몬 분비가 좋아지고
피부도 깨끗해진다!**

  3가지 운동을 계속하는 분은 한결같이 '젊어졌다'는 말을 듣는다. 자세가 반듯해지고 걸음걸이가 힘차 실제 연령보다 젊은 인상을 준다. 그것만이 아니다. 심호흡과 운동으로 체내 산소량이 증가하고 혈행이 개선되므로 몸 안의 노폐물이 배출된다.

  산소가 늘면 신진대사도 활발해진다. 안색이 좋아지고 젊어졌다는 칭찬을 듣는 것은 이 때문이다. 자율신경의 기능이 원활해져서 수면의 질도 향상한다. 몸 내부에서부터 깨끗해지는 것이다.

내 몸
진단부터
해법까지!
족집게 맞춤
스트레칭

몸이 딱딱한 사람과 유연한 사람은
해야 하는 운동도 다릅니다

뒷무릎
유연성

'뒷무릎이 정말 잘 펴질까?' 하고
걱정하시는 분도 많다.
객관적으로 알고 싶을 때는 아래의 자세로
뒷무릎의 유연성을 체크해보자.
이 자세를 하는 것만으로도
뒷무릎을 펴는 스트레칭 효과가 있다.

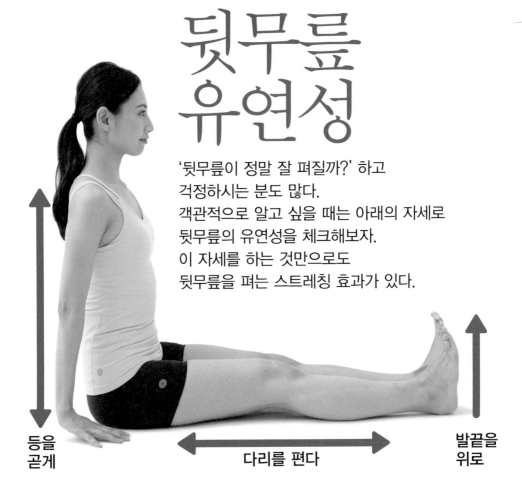

등을
곧게

다리를 편다

발끝을
위로

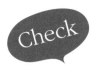

Check

뒷무릎과 바닥의 간격은 몇 cm?

상체와 하반신이 직각이 되도록 앉았을 때
무릎이 바닥에서 어느 정도 벌어지는지 간격을 확인.

유연함

간격이 2cm 미만
무릎 아래 간격이 손바닥이 간신히
들어갈 정도라면 OK. 뒷무릎이 유연
하면 허벅지나 엉덩이의 근육도 잘
움직인다.

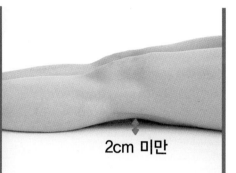

2cm 미만

약간 딱딱함

옐로카드

간격이 2~5cm
무릎과 바닥 사이에 TV 리모컨이 쑥
들어갈 정도라면 요주의. 뒷무릎이
여전히 딱딱한 상태. 이상하게 잘 넘
어지는 경향도 있다.

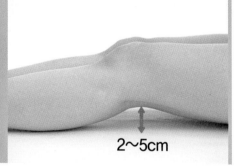

2~5cm

매우 딱딱함

레드카드

간격이 5cm 이상
페트병이 사이로 들어갈 정도라면
위험신호. 뒷무릎만이 아니라 장딴
지와 허벅지의 근육까지 딱딱할 가
능성이 높다.

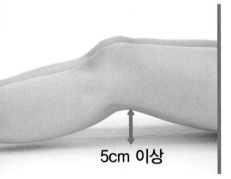

5cm 이상

매우 딱딱한 사람은 이렇게!

뒷무릎 데굴데굴 스트레칭

무릎관절 뒤쪽에 '슬와근'이라고 하는
가늘고 작은 근육이 있다.
여기를 자극해 풀어주는 것이
뒷무릎을 유연하게 만드는 시작이다.
페트병을 아래에 두고 30초간 데굴데굴 굴린 뒤
'벽 밀기'를 하면 효과가 매우 좋다.

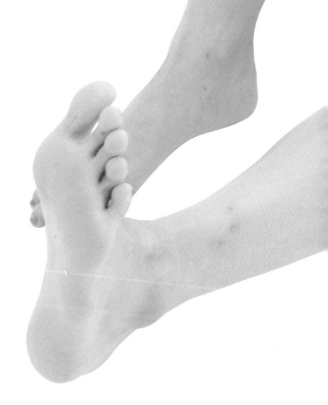

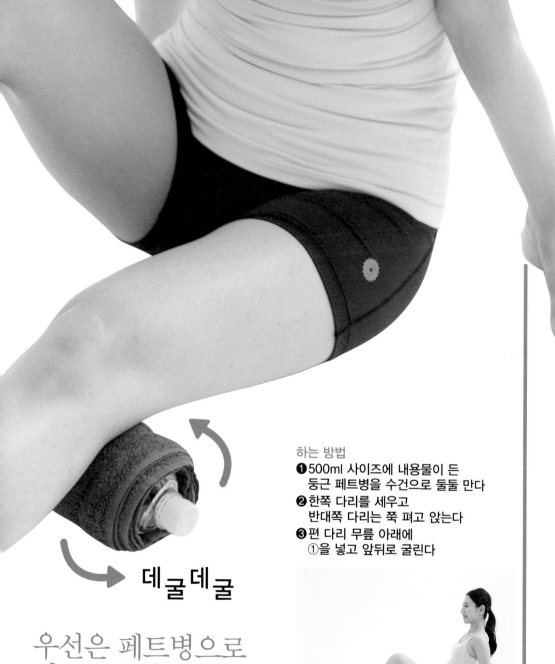

데굴데굴

우선은 페트병으로
뒷무릎 근육을
풀어주자

하는 방법
❶ 500ml 사이즈에 내용물이 든
   둥근 페트병을 수건으로 둘둘 만다
❷ 한쪽 다리를 세우고
   반대쪽 다리는 쭉 펴고 앉는다
❸ 편 다리 무릎 아래에
   ①을 넣고 앞뒤로 굴린다

한쪽 다리에 30초씩 데굴데굴

왜가리 스트레칭

뒷무릎의 슬와근이나 장딴지,
햄스트링을 집중적으로
펴는 운동이다.
길이 80cm가량의
세안용 수건을 길게 접어
이용한다.

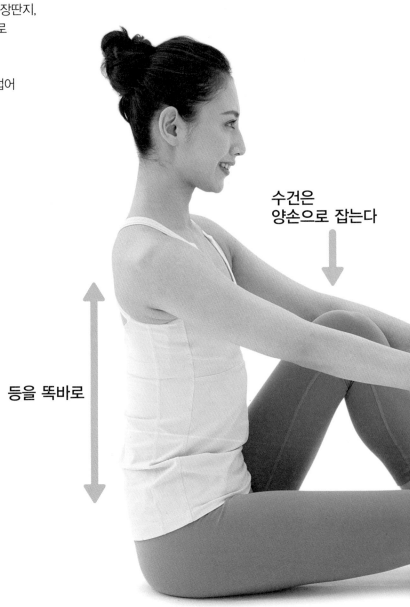

수건은
양손으로 잡는다

등을 똑바로

하는 방법

❶한쪽 다리를 세우고
   반대쪽 다리는 쭉 펴고 앉는다
❷편 다리에 수건을 걸고 다리를 살짝 들어서
   천천히 펴준다
❸무릎이 펴지면 발꿈치를 내밀고
   양손으로 수건을 잡아당기면서 등을 편다
❹이 자세를 5초간 유지.
   반대쪽 다리도 같은 요령으로 실시한다

한쪽 발에
수건을 걸어
잡아당기며
뒷무릎을 쭉 편다

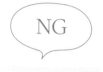

NG

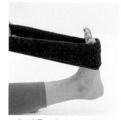

수건은 발가락 아래에

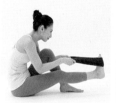

등이 굽는다

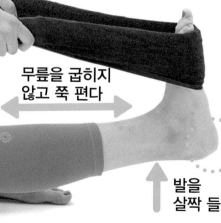

**무릎을 굽히지
않고 쭉 편다**

**발꿈치를
내민다**

**발을
살짝 들어 올린다**

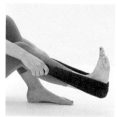

무릎이 굽는다

이런 사람은
다음 페이지에서
소개하는 방법으로
도전

한 손 왜가리 스트레칭

매우 딱딱한 사람이라도
수건을 한 손으로 바꿔 쥐면
동작이 편해진다. 그래도 여전히
힘든 경우는 다리를 살짝
바깥쪽으로 벌려보자.
무릎은 매우 민감한
부위이므로 무리하는
것은 금물이다.

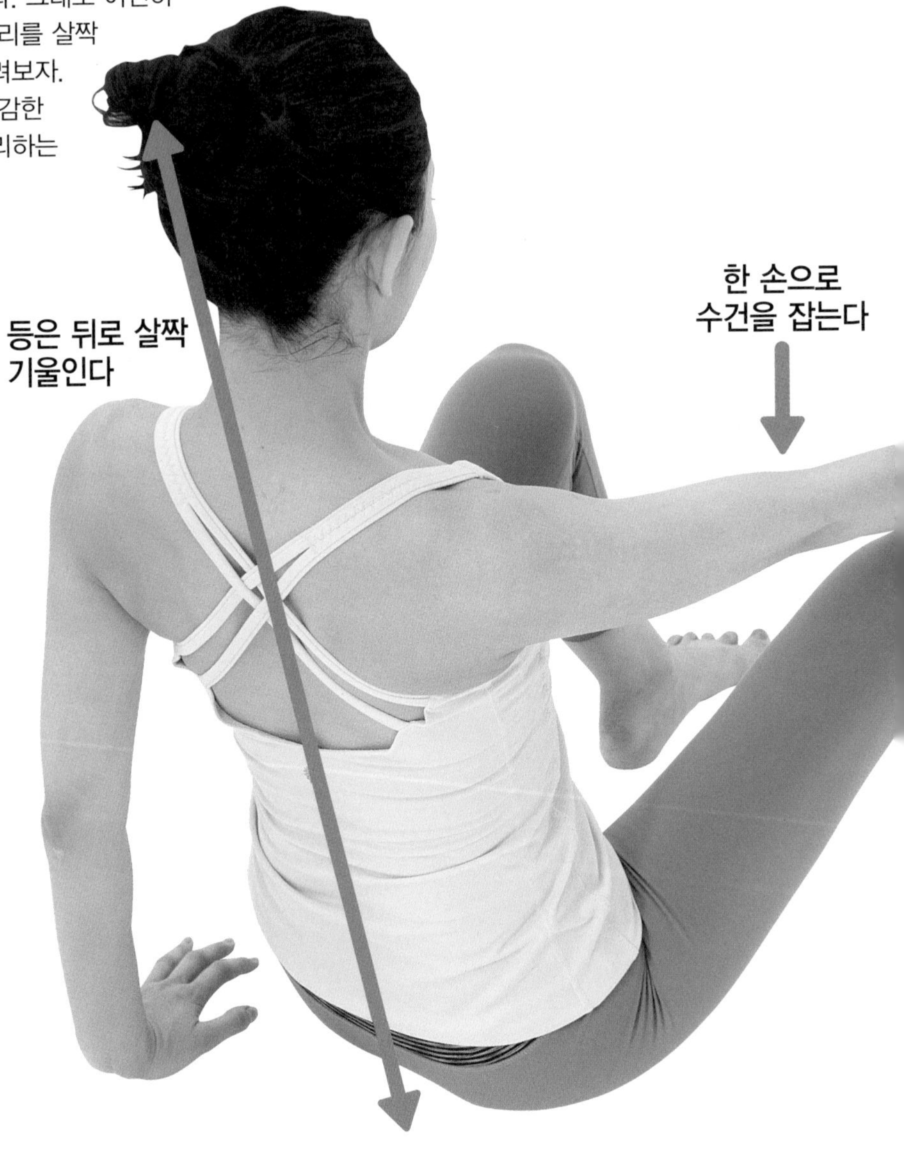

한 손으로
수건을 잡는다

등은 뒤로 살짝
기울인다

하는 방법

❶ 한쪽 다리를 세우고
   반대쪽 다리는 쭉 펴고 앉는다
❷ 쭉 편 다리의 발에 수건을 걸고
   같은 쪽 손으로 수건 끝을 잡는다
❸ 다리를 들어 올려 천천히 바깥쪽으로 벌린다

'이 정도면 시원하다'고
느끼는 정도까지
다리를 바깥쪽으로
벌린다

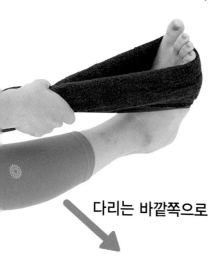

다리는 바깥쪽으로

여전히 힘들다면
수건을 길게 사용한다

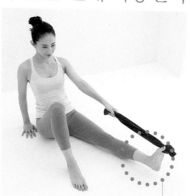

수건을 발가락 사이에 끼운다

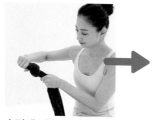

수건에 매듭을 만든다

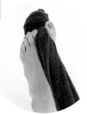

발가락 사이에 끼운다

수건을 잡고 바닥에 밀착

뒷무릎이 유연한 사람이라면 한층 더
탄력을 강화하는 스트레칭에 도전.
수건을 양손으로 잡아당겨서
최종적으로는 발바닥을 잡을 수 있도록
노력해보자.

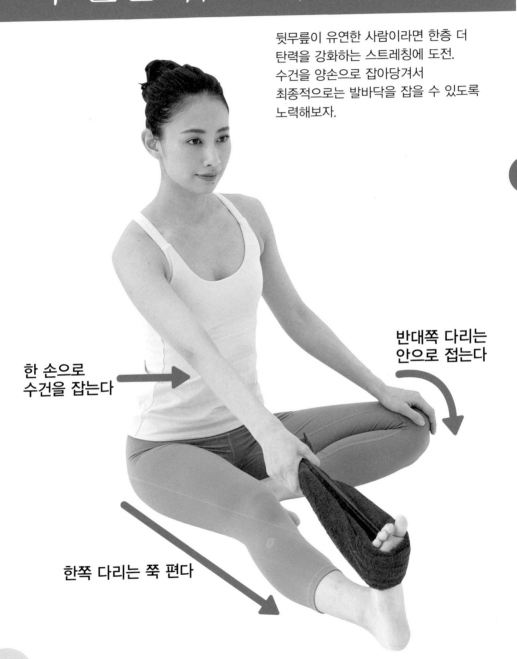

반대쪽 다리는
안으로 접는다

한 손으로
수건을 잡는다

한쪽 다리는 쭉 편다

70

❶ 한쪽 다리를 안쪽으로 접고
반대쪽 다리는 쭉 펴고 앉는다

❷ 편 다리의 발에 수건을 걸고
같은 쪽 손으로 수건 끝을 잡는다

❸ 등을 펴고 숨을 내쉬면서 양손으로 수건을
잡아당기며 전굴 자세를 한다. 5초간 유지

한쪽 발에 건 수건을
잡아당겨 서서히 몸을
아래로 전굴한다

등을
편다

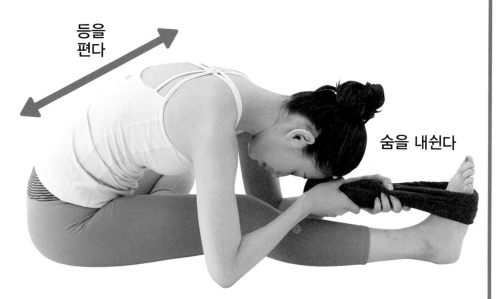

숨을 내쉰다

5초간 유지

옆으로 바닥에 밀착

무릎과 대퇴부 안쪽, 옆 라인의 근육을
풀어주는 스트레칭.
숨을 깊이 들이쉬었다가
천천히 내쉬면서 몸을 눕힌다.
약간 딱딱한 사람이나 매우 딱딱한 사람도
가능한 범위에서 도전해보자!

하는 방법

❶ 옆으로 쭉 뻗은 다리에 수건을 건다
❷ 반대쪽 손은 머리 뒤에 오도록 한다
❸ 몸을 옆으로 눕혀 5초간 자세를 유지한다

몸을 옆으로
쭉 펴주고
5초간 유지

**몸을 옆으로
쭉 편다**

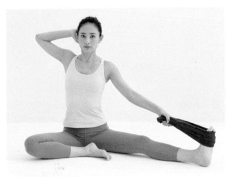

우선은 한쪽 발에 수건을 건다

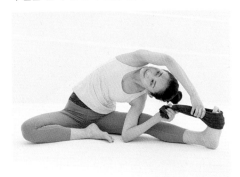

가능한 사람은 양손으로 수건을 잡아당긴다

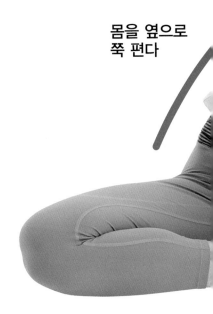

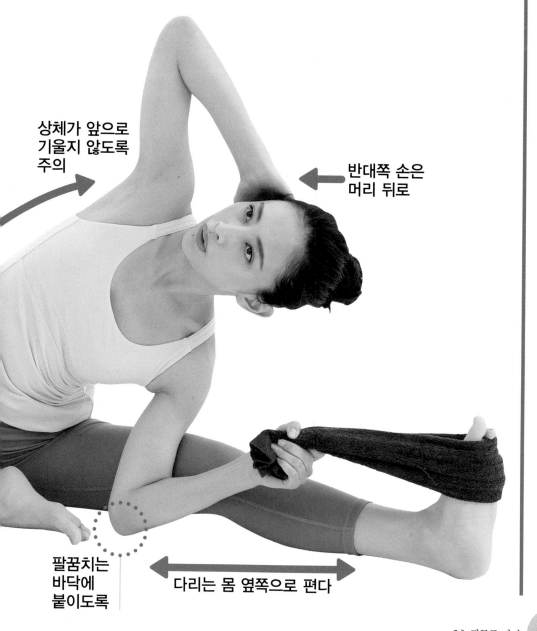

상체가 앞으로
기울지 않도록
주의

반대쪽 손은
머리 뒤로

팔꿈치는
바닥에
붙이도록

다리는 몸 옆쪽으로 편다

Check 2

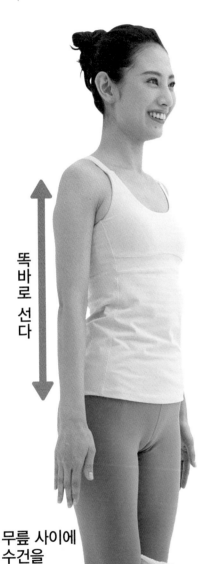

똑바로 선다

무릎 사이에
수건을
끼운다

O다리
진단

나이가 들면서 무릎관절이 변형되어
바깥쪽으로 벌어지는 경우가 있다.
그 바로미터가 되는 것이 O다리다.
다음에 소개하는 체크 테스트는
O다리 개선을 위한 운동에도 최적이다.

수건을
당겨주는 사람이
있으면 ◎

74

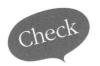
무릎에 수건을 끼울 수 있나?

무릎 사이에 수건을 끼웠다면 빠지지 않도록
허벅지 내전근에 힘을 꽉 준다.

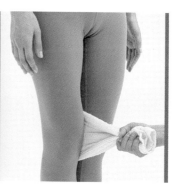

곧음

잡아당겨도 빠지지 않는다

내전근에 힘을 줄 수 있으므로 현재 O다리가
될 염려는 없다. 내전근은 여성 건강과 직결되
는 근육이다. 앞으로도 잘 단련하자.

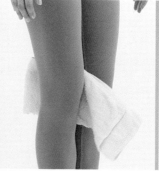

약간 O다리

옐로카드

간신히 끼운 상태

무릎 사이에 수건을 끼우는 것은 가능하지만
당기면 바로 빠져버리는 유형이므로 주의가 필
요하다. 내전근이 약해지고 있다는 사인이다.

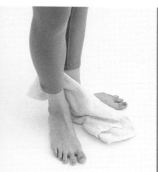

O다리

레드카드

발아래로 떨어진다

O다리가 진행되고 있다. 주의할 것.
'벽 밀기'로 뒷무릎을, '벽 붙기'와 '1·2·3 체
조'로 내전근을 강화하면 O다리가 확실하게
개선된다.

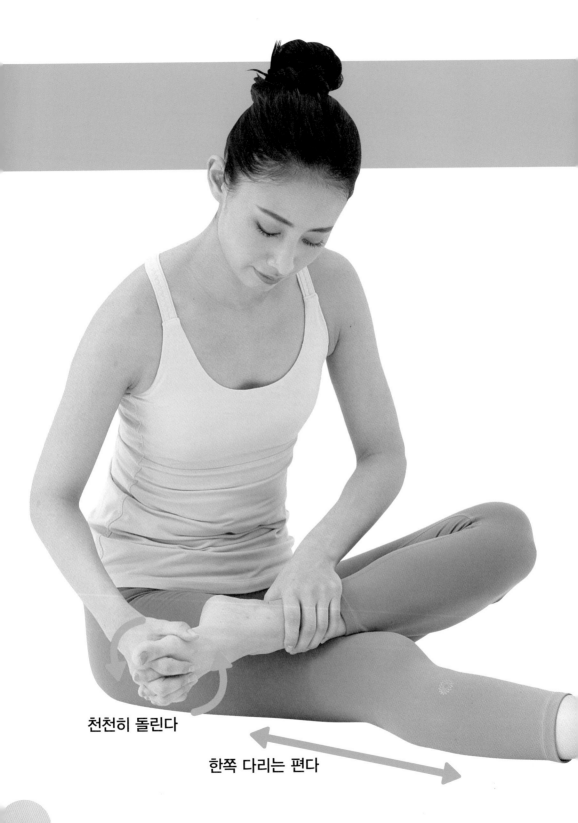

천천히 돌린다

한쪽 다리는 편다

모두 해보자!
발가락 스트레칭

발가락을 따로따로 독립적으로 움직일 수 있는가?
발이 지면을 힘 있게 밟을 수 있으면 뒷무릎을 펴는 힘이
세지고 O다리 예방과 개선으로 이어진다.
우선은 발가락 사이를 넓히는 연습부터 시도해보자.
통증이 느껴지는 사람이라면 한층 노력해야 한다.

타이트하게
느껴지는 정도까지
손가락을
끼워 넣고 악수!

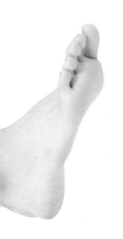

하는 방법
❶ 손가락을 발가락 사이에
   깊숙이 넣고 10초간 유지
❷ 그 상태에서 꽉 잡고
   발목을 안쪽과 바깥쪽으로
   5회씩 돌린다
❸ 반대쪽 발도 같은 요령으로
   실시

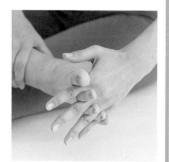

손가락을 발가락 사이에 끼워
넣는다

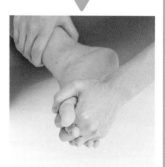

꽉 잡는다

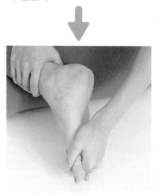

발목을 돌린다

모두 해보자!
발가락 가로세로 체조

엄지발가락만 따로 들어 올릴 수 있다, 없다?!
아무리 시도해도 어려운 사람은 발가락을 잡고
한 개씩 한 개씩 별도로 움직이는 연습을 해보자.
무심히 방치해 유연성이 떨어진 발가락이
움직이는 방법을 익히게 된다.

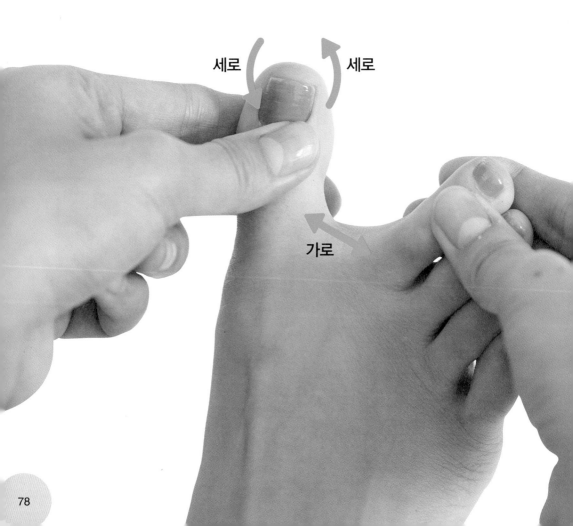

세로

세로

가로

하는 방법

❶ 새끼발가락과 넷째 발가락에서 스타트

❷ 발가락을 양손으로 잡고 '세로',
즉 앞뒤 방향으로 움직인 뒤 '가로'의 좌우로도 벌린다

❸ 다음으로는 넷째 발가락과 셋째 발가락을
똑같은 요령으로 '세로 세로 가로'로 움직인다

❹ 엄지발가락과 둘째 발가락까지 모두 하면
반대쪽 발가락도 같은 요령으로 실시

발가락을 하나씩 잡고
움직이며
동작하는 방법을
익힌다!

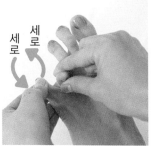

새끼발가락과 넷째 발가락을
잡고 앞뒤로 움직인다

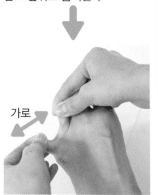

좌우로 벌린다

Check 3

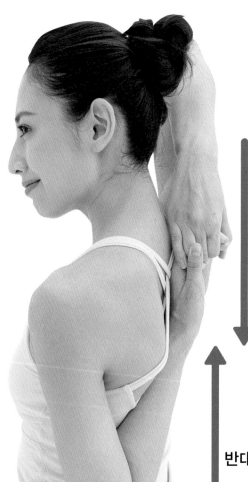

등의
유연성

다음으로 체크할 것은
견갑골의 움직임이다.
뒷무릎 펴기를 해도 좀처럼
자세가 개선되지 않는다면
상반신에 원인이 있을 수 있다.

한 손을 위에서 아래로 뻗는다

좌우 팔을 바꿔가며
실시해보자

반대쪽 손은 아래에서 뻗는다

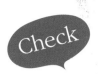
등에서 손을 맞잡을 수 있는가?

등에서 손이 충분히 맞닿는가? 오른손이 위일 때,
왼손이 위일 때 각각 2가지 패턴에 도전해보자.

유연함

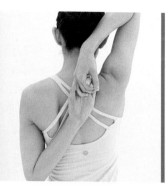

양손을 잡을 수 있다

양손 맞잡기가 가능한 사람은 견갑골이 유연하게
움직인다는 사인. 그러나 나이가 들수록 딱딱해
질 수 있으므로 '등에서 악수'하는 스트레칭을 매
일 하는 운동에 포함시키면 좋다.

약간 딱딱함

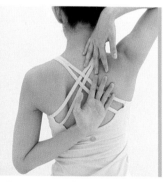

옐로카드

손끝으로 터치할 수 있다

등 뒤에서 손끝이 간신히 만나는 상태. 견갑골의
유연성이 살짝 떨어진 탓에 자세가 나빠지며 어
깨 결림이나 요통의 원인이 될 수 있다.

매우 딱딱함

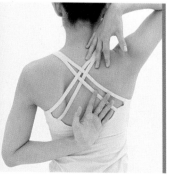

레드카드

손과 손이 멀다!

등 뒤로 팔을 돌리는 것조차 어려운 상태. 어깨가
앞으로 나온 '라운드 숄더'가 진행되었을 가능성
이 높다.

모두 해보자!
수건 스트레칭

양손에 수건 끝을 잡고 팔을 쭉 펴서 올린 뒤
천천히 뒤로 내려준다.
어깨가 점차 풀리는 것이 느껴질 것이다.
상반신이 유연해지면
뒷무릎 펴기의 효과도 한층 높아진다.

양어깨를 최대한 뒤로 당긴다

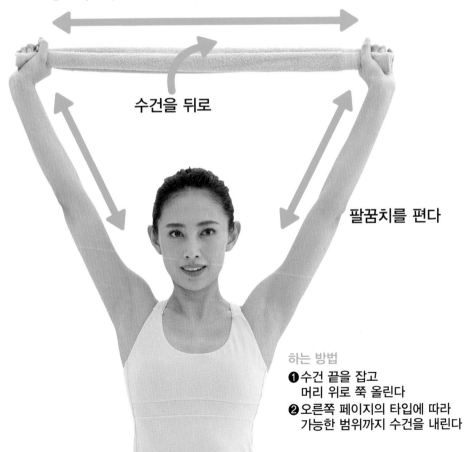

수건을 뒤로

팔꿈치를 편다

하는 방법

❶ 수건 끝을 잡고
머리 위로 쭉 올린다
❷ 오른쪽 페이지의 타입에 따라
가능한 범위까지 수건을 내린다

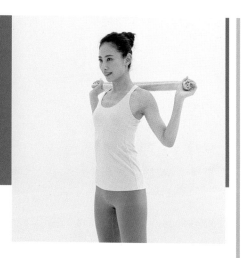

어깨 뒤로 수건을 내린다
팔꿈치를 굽혀 수건을
등에 붙이는 느낌으로 곧게 내린다.

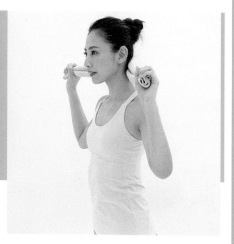

옐로카드

머리 뒤쪽까지 내린다
팔꿈치를 굽혀 머리 뒤로
수건이 닿는 정도까지 내린다.

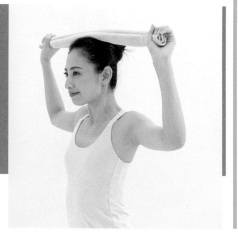

레드카드

머리 위에 수건을 얹는다
무리하지 말고 천천히 팔꿈치를 굽혀
머리 위에 수건을 얹는다.
통증이 느껴질 때는 스톱한다.

Check 4

고관절 유연성

고관절은 골반 끝 사타구니 쪽에 있는
매우 중요한 관절이다.
이곳이 딱딱하게 굳어 있으면
하반신 거동 자체가 어려워진다.
의식적으로 운동하지 않으면
그대로 굳어버리므로
우선은 이 자세부터 도전해보자.
자, 지금 당신의 상태는?

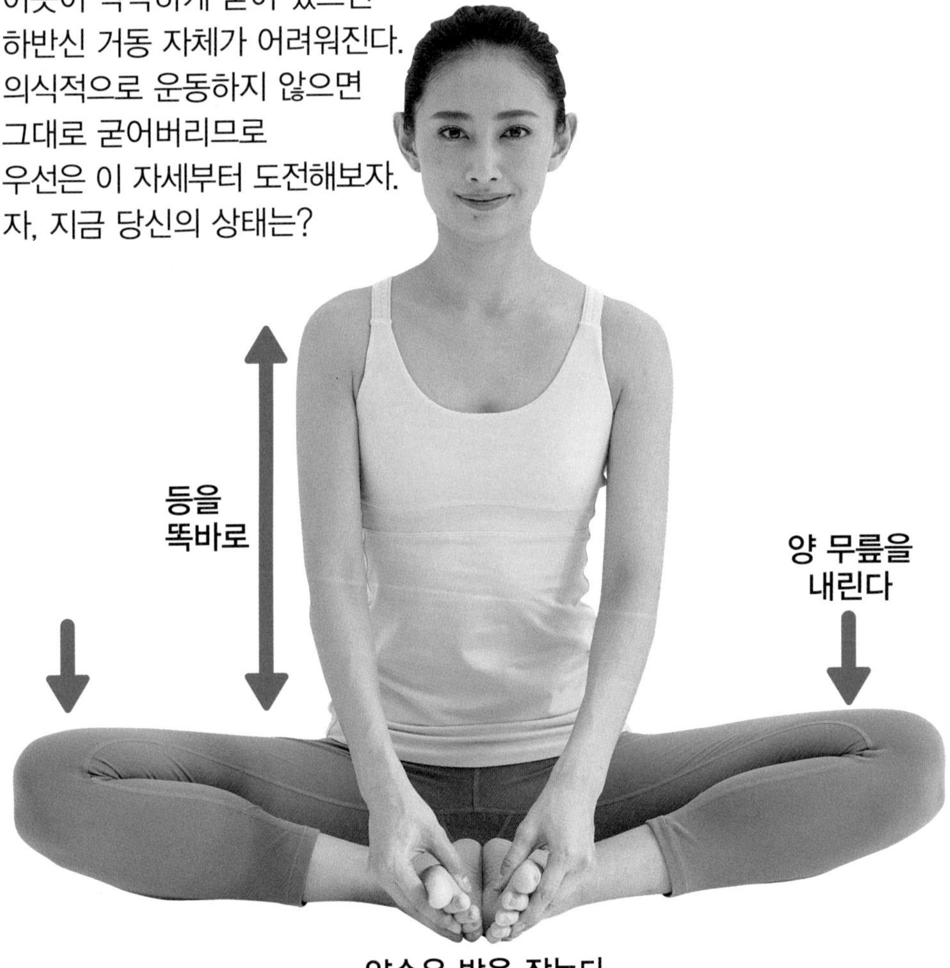

등을
똑바로

양 무릎을
내린다

양손은 발을 잡는다

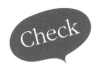

무릎과 바닥의 간격은?

바닥과 사이에 주먹이 몇 개 들어가는지 확인.
좌우 차이도 함께 체크해보자.

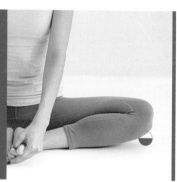

유연함

간격이 주먹 1개 미만

좌우 무릎이 바닥 가까이까지 내려갈 수 있다면
고관절이 유연하다는 증거이다.

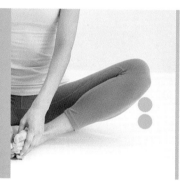

약간 딱딱함

옐로카드

간격이 주먹 1~2개

바닥에서 10~20cm 떨어지는 것은
고관절이 딱딱해지기 시작했다는 사인이다.
뒷무릎 펴기를 할 때 고관절도 함께 의식한다.

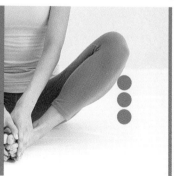

매우 딱딱함

레드카드

간격이 주먹 2개 이상

'무릎이 거의 내려가지 않아요!' 하는 경우는
무리하게 애쓰지 말고 다음 페이지에서 소개하는
자세를 일상생활에서 자주 실천하자.

모두 해보자!
벽에 착 붙어 앉기

고관절을 유연하게 만드는 데 '1·2·3 체조'가 효과적이지만
평소 고관절 펴는 자세를 의식적으로 실천하는 것도 좋다.
무릎을 무리하게 누르지 않고, 가볍게 손을 얹는 것만으로도
스트레칭 효과가 충분하다.

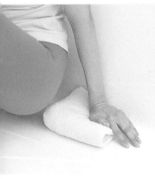

약간 딱딱함
&
매우 딱딱함

**엉덩이 아래에 수건을
접어서 깔면 한층 편안**
수건의 높이가 5cm 정도 되게 접어서
엉덩이 아래에

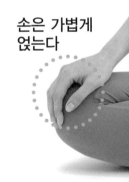

**손은 가볍게
얹는다**

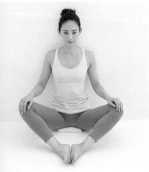

**편안한 높이까지
무릎을 내린다**
발의 각도는 편안하게 느껴지는
위치가 최적.
이 자세로 10~20분 유지한다.

고관절을 벌린 채
벽에 착!
이 자세로 스마트폰을
보거나 TV 감상

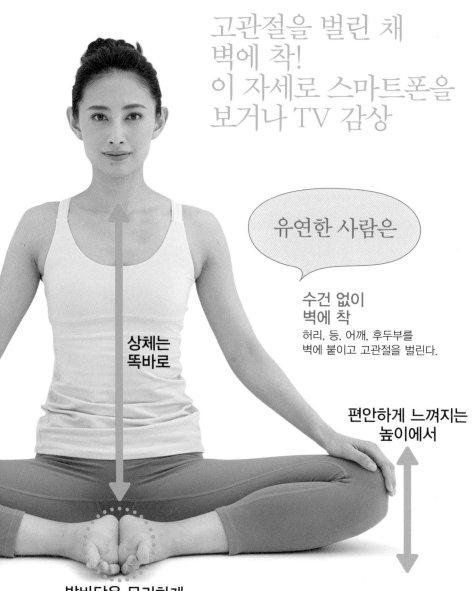

유연한 사람은

**수건 없이
벽에 착**
허리, 등, 어깨, 후두부를
벽에 붙이고 고관절을 벌린다.

**상체는
똑바로**

**편안하게 느껴지는
높이에서**

**발바닥은 무리하게
붙이지 않아도 좋다**

하는 방법

❶ 5cm 정도 높이로 수건을 접어
 그 위에 앉는다

❷ 벽에 허리, 등, 어깨, 후두부를
 딱 붙여서 앉는다

❸ 발바닥을 붙이고 무릎은 좌우로 벌린다

모두 해보자!
시소 스트레칭

뒷무릎과 함께 고관절까지 펴주는 운동이다.
상대의 호흡과 몸의 유연성에 맞춰
무리하지 말고 즐기며 하는 것이 중요.
경쾌한 리듬에 맞춰 반복하는 방법도 좋다.

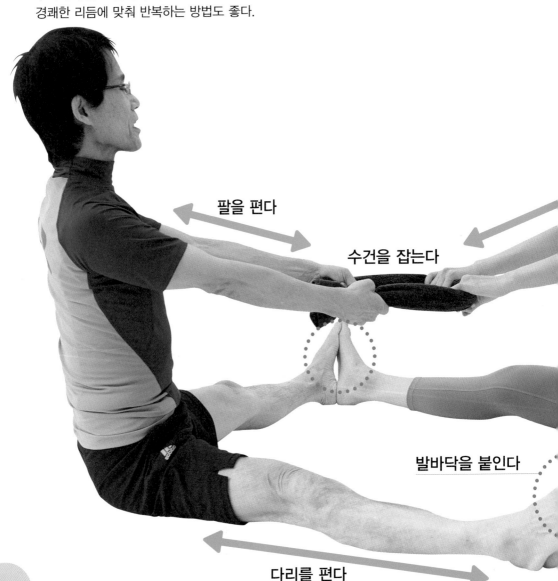

팔을 편다

수건을 잡는다

발바닥을 붙인다

다리를 편다

하는 방법

❶ 마주 보고 앉아 발바닥을 서로 붙인다
❷ 한 사람이 수건의 양 끝을 잡고
   또 한 사람은 수건의 한가운데를 잡는다
❸ 한 사람이 수건을 천천히 당기고
   또 한 사람은 전굴 자세를 한다
❹ ③을 3번 반복한다

한 사람이 수건을 잡아당기고
다른 한 사람은 전굴 자세

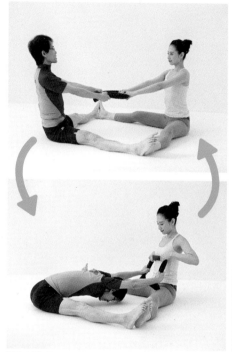

반복한다

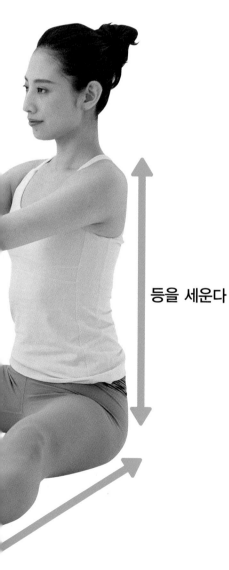

등을 세운다

NG

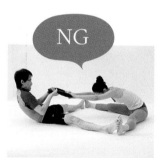

무리하게 당기지 말 것

둘이서 하면 힘든
전굴 자세도 수월하다

족집게 맞춤 스트레칭의 주의점

①'벽 밀기, 벽 붙기, 1·2·3 체조'가 기본. 여유가 있다면 도전한다.
②체크 테스트를 먼저 실시하고 자신의 수준에 맞는 체조를.
③체크 테스트도 트레이닝의 일종이다. 이 동작을 매일 실천하는 것도 좋다.

매일의 기본은 3가지 운동이다

'벽 밀기, 벽 붙기, 1·2·3 체조'의 3가지 운동과 PART 3에서 소개한 레벨별 운동. 어느 쪽을 해야 하는지 궁금해하는 분이 있을 것이다.

매일 반드시 해야 하는 것은 처음에 소개한 3가지 운동이다. 여기에 더해 '나는 뒷무릎이 딱딱한 것 같아'라든지 '애를 쓰는데 자세가 좋아지지 않는다'는 등 신경이 쓰인다면 이번 장에서 소개한 체크 테스트를 해보고 자신에게 맞는 운동을 추가한다.

수건을 이용한 스트레칭은 뒷무릎을 펴는 데 대단히 효과적이다. 다만 뒷무릎이 딱딱한 분에게 추천하지만, 그렇다고 이것에 과도하게 몰입하면 무릎에 무리가 갈 수 있다. 어디까지나 '벽 밀기, 벽 붙기, 1·2·3 체조'로 뒷무릎을 중심으로 전신 근육을 단련하는 것이 우선이고, 여기에 PART 3의 운동을 함께 추가한다.

체크 테스트 자세도 추천

본문에도 간단히 언급하였지만 4가지 체크 테스트의 동작 자체도 개선을 위한 트레이닝이 될 수 있다. 소개한 운동법 가운데 어떤 것을 추가할지 잘 모르겠다는 분에게는 체크 1~4의 동작을 권한다. 자신의 몸 상태를 확인할 수 있고, 어렵지 않아서 좋다. 몸이 살짝 유연해졌다면 별도의 운동에도 도전해보자.

PART 4

뒷무릎 펴기로
완전히 달라졌다!
나의
부활 스토리

'벽 밀기, 벽 붙기, 1·2·3 체조'로
인생이 바뀐 사람들의 이야기입니다

슈퍼파워 할머니 강림!
기적의 안티에이징 요가

70~80대 할머니들이 어떻게 이렇게 활기가 넘치실까?
그 비밀을 알아내기 위해 매의 눈으로 꼼꼼히 관찰해보았다.

건강한 몸을 위해 요가를 시작하자!

"선생님이 하느님 같아요"

부끄러운 듯 속엣말을 털어놓는 스에나가 야에코 씨(84세). 18페이지에서 믿기 힘든 놀라운 포즈를 보여준 슈퍼파워 할머니이지만, 놀랍게도 "요가를 하지 않았다면 나는 이미 저세상 사람"이라고 고백한다.

70대 후반에 경추 추간판 헤르니아로 고생이 극심하였다. 정형외과에서 "이 이상 악화되면 걷는 것도 힘들어질 수 있으니 가급적 움직이지 말라"는 경고까지 들어서 거의 거동을 하지 않았다. 그러니 자연히 전신 근육이 딱딱하게 굳고 등과 허리까지 굽어서 고개를 돌리는 것조차 힘들었다. "그때는 빨래도 못 널었다"고 할 정도였다.

그러던 차에 주치의인 가와무라 선생님이 날로 악화되는 야에코 씨를 보고 이렇게 말했다.

"요가를 시작해보시지요. 이 상태로는 얼마 안 있어 자리보전하고 누워계시게 될 것 같습니다."

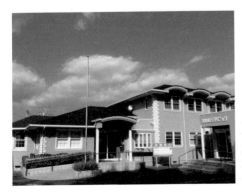

가와무라 클리닉
1991년 야마구치현 우베시에 개업.
지역 밀착형 의원으로 진료를 하면서
2013년부터 '안티에이징 AK 요가 교실'을 시작했다.
운동을 통한 건강 유지와 체질 개선을 목표로 한다.

굽은 허리가……
정말 쭉 펴졌다고요?!

예전엔
꼬부랑 허리였던
야에코 씨.
╲ 그런데! ╱

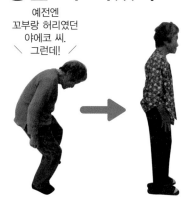

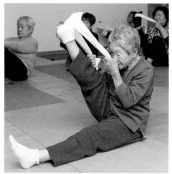

다리가 여기까지 올라가요!

등이 펴지고 자전거까지 탄다

당시 가와무라 원장은 취미인 요가를 치료에 활용하는 방법을 고심하던 참이었다. 실제 자신의 몸이 놀랄 정도로 개선되어 효과를 확신하였다.

그렇다면 고령자도 안심할 수 있는 요가를 만들어보자는 마음으로 고안해 낸 것이 '가와무라식 안티에이징 AK 요가'이다.

당초 야에코 씨는 요가라는 말도 처음 들었다. 그럼에도 '오랫동안 도움을 주신 가와무라 선생님이 권하신다면……' 하는 마음으로 막 개설한 수업에 참가하였다. 처음엔 "오른손을 움직여보세요"라고 해도 왼손이 나갈 정도로 동작을 따라 하는 데 어려움이 컸다.

"그래도 원장님이 하라고 말씀하시는 것은 매일 꼭 했어요." 그것이 '벽 밀기, 벽 붙기, 1·2·3 체조'이다. 저녁에 목욕을 한 뒤 매일 계속하였더니 4개월 만에 등이 펴지고 자전거도 탈 수 있게 되었다.

"얼마 전에 자전거가 넘어지는 일이 있었어요. 그런데 자전거가 쓰러져도 나는 무사히 설 수 있어서 큰일을 면했죠. 이런 놀라운 일도 있답니다.(웃음)"

몸이 이렇게 유연합니다!

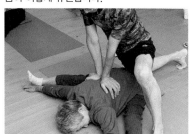

현재 강습 참가자 중 상위급의 유연성을 자랑하고 있다. 지금 이 할머니의 기적의 부활 스토리를 많은 사람이 선망하고 있다.

한 정거장 거리도 못 걷던
시즈에 씨의 반전

슈퍼파워 할머니는 한 분만이 아니다.

"걷는 자세는 40대라는 말을 들어요"라며 웃는 야마모토 시즈에 씨(87세). 놀랍게도 시코쿠섬 88개 사찰 도보 순례를 1년에 걸쳐 달성한 경력을 자랑한다. 또한 관서 지방 33개 관음 영지와 본토 서부 주고쿠 지방의 33개 관음 영지를 도보 순례하였고, 급경사의 돌계단이 이어지는 히로시마현의 미센산(535m)을 산기슭에서부터 올라 정상까지 밟았다. 그러나 4년 전만 해도 무릎 등의 관절염 통증으로 버스 한 정거장도 걷지 못할 정도였다.

"첫 한 걸음 내딛기가 그렇게 힘들 수가 없었고, 걸을 때는 뒤뚱뒤뚱했어요."

그 당시 시즈에 씨는 오랜 병간호 끝에 남편과 사별하였다. 자신도 유방암을 앓은 병력까지 있어서 거의 생을 포기한 상태였다고 한다.

그러던 즈음 가와무라 선생님에게 "요가를 한번 해보시면 어떻겠습니까?"라는 제안을 받았다. "처음엔 귀 뒤에서 발이 나오는 요상한 자세를 하는 건가 하고 걱정이었지요. 그런데 역시 의사 선생님이시라 증상에 맞춰 각 자세가 어디에 좋은지 친절하게 알려주셨어요. 일반적인 요가와 달라서 안심이 됐죠."

인지 기능을 측정하는 테스트(HDS-R) 점수도 거의 만점. 전직 교사라서 그런지 테스트 점수가 높으니 기분이 좋다며 크게 웃었다.

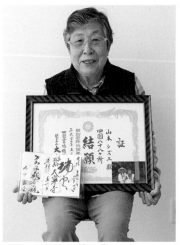

시코쿠섬 88개
사찰 도보 순례 성공!

야마모토 시즈에 씨(87세)

뒷무릎이 펴지면
웃음이 돌아온다

가와무라 클리닉의 안티에이징 AK 요가 교실은 현재 5개 반을 운영하고 있다. 청년 반(이라고는 해도 평균연령이 50세)도 있고, 갱년기 장애와 관절염, 암이나 마음의 병을 앓는 사람도 이용하고 있다.

"일이나 육아, 병간호에 쫓기며 생활하다 보면 심신에 여러 문제가 발생하게 됩니다. 이로 인해 생활의 질이 현격히 떨어집니다. 하지만 뒷무릎 펴기를 통해 몸이 유연해지면 통증이 경감될 뿐 아니라 혈액검사 수치도 눈에 띄게 개선되지요. 많은 분의 표정이 밝아지고, 안티에이징 요가를 시작해서 정말 다행이라고 말씀하십니다"라며 가와무라 원장은 기쁘게 성과를 소개한다.

할머니 반이에요

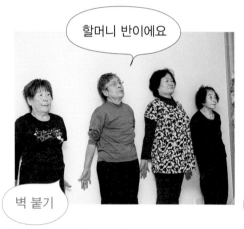

벽 붙기

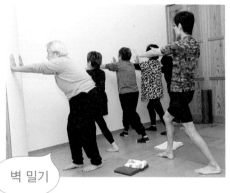

벽 밀기

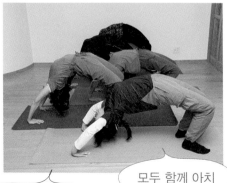

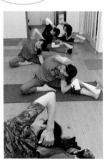

평균연령 50세의
청년 반

모두 함께 아치

안티에이징 요가가
나의 인생을 구했다

가벼운 골절로 돌아가신 할머니가 남긴 의문

고령자가 거동을 못하고 자리보전하는 원인은 다양하지만 70% 정도는 운동으로 예방할 수 있다고 생각한다. 낙상으로 인한 골절, 알츠하이머병, 운동기능저하 증후군(로코모티브 신드롬) 등이 그것이다. 이런 70%를 해소하기 위해 시작한 것이 '가와무라식 안티에이징 AK 요가'다.

고령자에게 운동을 권유하는 배경에는 어릴 적 할머니를 간병한 경험이 있다. 중학교 1학년일 때 할머니가 넘어져서 골절로 입원하셨다. 골절된 다리 외에는 별문제가 없었는데 고령이라는 이유로 수술도 받지 못하고 자리보전하고 내내 누워계셔야 했다. 지금 생각하면 어처구니없는 일이지만, 당시는 당연한 일이었다.

할머니 품에서 자라 정이 깊었던 나는 시간만 나면 병문안을 가서 밥을 먹여드리고, 등에 업어 벚꽃을 보여드리기도 하였다. 그러나 할머니는 '이제는 됐다' 하는 듯 돌연 돌아가시고 말았다. 이후 이런 이상한 의료 상황에 대한 의문이 항상 마음속에 깊이 남아 있었다.

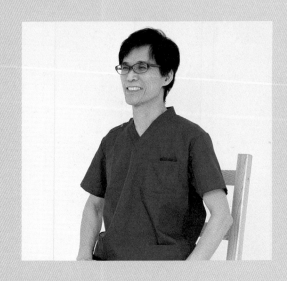

추간판 헤르니아로 쓰러져
삶에 낙담하던 시기를 거쳐⋯⋯

과도한 스트레스로 체중이 급감하던 40대

　그런데 실제 의사가 된 후에도 방황과 고뇌의 연속이었다. 대학병원에서 소화기외과의로 일하면서 매일 엄청난 스케줄에 쫓겼다. 내가 주로 담당한 췌장암 수술은 10시간을 넘기는 경우가 허다했다. 거의 집에 들어가지 못하다 보니 몸이 비명을 지르는 것도 당연한 일이었다. 그러던 어느 날 갑자기 허리에 힘이 빠지면서 그 자리에서 쓰러졌다. 요추 추간판 헤르니아였다. 다행히 수술은 성공했지만 다리 저림과 허리 통증이 남아, 장시간의 수술이 더 이상 불가능했다. 심하게 낙담하여 한때는 죽음까지 생각했으나 앞으로는 가족과 함께 인생을 살자는 마음으로 개업을 결심하였다. 34세 때였다.

　개업의가 되어서도 고난은 계속되었다. 나를 대신할 사람이 없다는 무거운 중압감에 더해, 언제 허리의 폭탄이 폭발할지 모를 두려움까지 안고 있었다. 지압을 받아보기도 하고, 수영장에서 걷기도 하였지만 요통은 개선되지 않았다. 아토피성 피부염과 대장 폴립, 우울증까지 발병하였다.

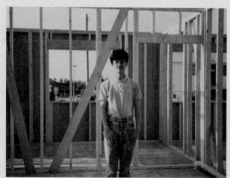

개업을 앞두고
의욕적이던 때.
아직 골격뿐인
'가와무라 클리닉'
앞에서.

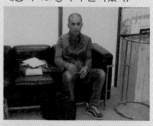

요통만이 아니라
우울증 경향까지 있던 시기.
체중이 40kg까지 떨어졌다.

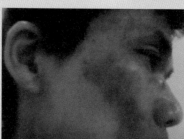

아토피성 피부염과
화분증을 앓았으나
요가를 시작한 후
완치되었다.

55세에 만난 요가,
뒷무릎이 펴지자
기적이 차례로 일어났다

요통이 사라졌다! 장도 깨끗해졌다

그 시기는 가정도 평안하지 않았다. 양친 간호에 아이들의 진로와 따돌림 문제……. 체중이 점점 줄었다.

그러다 55세에 처음 요가를 만났다. '천천히 동작을 하면 되니 나도 따라 할 수 있지 않을까' 하는 마음이었다. 하지만 오랜 세월 운동 부족으로 몸이 딱딱하게 굳어서 바닥에 양팔을 쭉 뻗어도 30cm 이상 떠 있어 웃음만 나왔다. 그런 상태였음에도 반년 후에는 다리를 일자로 쭉 펴고 가슴이 바닥에 붙는 정도가 되었다. 어느새 요통도 슬그머니 사라졌다.

놀라운 것은 장의 변화였다. 정기검진에서 항상 폴립이 있어서 절제를 해준 담당의로부터 "대장이 깨끗하지 않아요. 언제든 암이 발생해도 이상하지 않을 정도입니다"라는 말을 내내 들었다. 그런데 요가를 시작하고 2년 후에는 "폴립이 보이지 않습니다. 장도 깨끗해지고 건강해졌습니다"라는 감탄 어린 칭찬을 들었다. 전과 달라진 것이 있다면 요가를 한다는 것 외에는 아무것도 없는데 알레르기까지 사라졌다.

"이렇게 좋은 것이라면 병원에서도 해보자. 모두 함께 건강해지도록 하자"고 침구사로 일하는 아내가 먼저 제안하였다. 이것이 안티에이징 요가의 시작이었다.

요가는 자신과 마주하는 운동이다. 해보고, 깨닫고, 개선해가는 것의 반복이 치료로도 이어진다. 심호흡을 하면서 천천히 몸과 대화하는 시간은 마음에도 평온을 가져다준다.

어깨 결림,
우울증을 앓던 40대 여성이
'벽 밀기, 벽 붙기,
1·2·3 체조'로
새 인생에 눈뜨다

사와다 가오루 씨(가명 48세)

사와다 가오루 프로필
가족 : 남편(50세),
　　　 장녀(고 2), 장남(중 3)
직업 : 마트 계산원
건강 : 젊을 때부터 변비, 어
　　　 깨 결림, 요통으로 고
　　　 생하였다. 근래엔 냉증
　　　 과 다리 부종도 고민

방심하는 사이 어느새 엄마 모습 판박이 '아줌마'로

시간제로 마트 3번 계산대에서 일하고 있다.

내 자리 건너편 벽에 거울이 붙어 있는데, 작업을 하다가 무심코 거울 속 나의 모습을 보곤 한다.

어깨에서 등까지 둥글게 굽어 있고, 목도 삐죽 나와 있다.

방심하는 사이 나의 모습은 72세 엄마 판박이가 되었다. 아니, 지금의 엄마가 아니라 40대, 50대 시절 엄마의 기억과 겹친다.

신장 154cm에 체중 55kg. 최근 10년 사이 체중에 큰 변화는 없지만 더 뚱뚱하게 느껴지는 것은 '아줌마 체형'이 되었기 때문이다. 어깨와 등에 살이 붙고 허리 주변이 통나무 같다. 계산대 너머 거울을 의식해 등을 펴보았다. 등줄기가 조금 곧아지면서 젊게 보이는 것도 같다.

하지만 알고 있다. 다음에 또 거울 속에 비친 형상은 잔뜩 등이 굽어 있는, 엄마를 똑 닮은 내 모습이다.

"길 건너 클리닉이 참 용하다네요"

여기저기 몸에 경고등이 켜지니 자연스레 집안일에도 소홀해졌다. 매일 저녁 찬거리는 마트에서 사와 조달하니 아이들의 불만도 많아졌다. 그러나 어깨 결림, 두통, 피로감을 해소할 길이 없어 나는 나대로 가족을 상대로 화풀이가 잦아졌다.

그러던 어느 날 휴게실에 있는데 한참 베테랑 직원인 마쓰오 씨가 말을 걸었다.

"사와다, 사십견이 온 건가?"

성격이 활달한 마쓰오 씨는 60대로 보이는데도 늘 기운이 넘친다.

어깨를 계속 주무르는 내 모습을 보고 알은체를 하신 것이다.

"가와무라 클리닉이라고 알아요? 여기 늘 장 보러 오시는 할머니가 거기 다니며 치료를 했더니 굽었던 허리가 펴져서 다시 살아나셨다고 하더라고. 의사 선생님이 하느님 같다고 얼마나 칭찬을 하던지. 그래서 혹시나 하는 마음에 나도 진찰을 받았지. 요가 교실에 다니라고 해서 따라 했는데 정말 요통이 나아졌지 뭐예요. 사와다 씨도 한번 가보셔."

어깨 결림에 병원을? 병원에서 요가? 마쓰오 씨가 왜 병원을 광고하실까? 여러 가지 생각이 들었지만 흥미가 생겨서 진찰만이라도 받아보자는 마음이 들었다.

뒷무릎이 펴지면 증상도 해소된다!

"처음 뵙겠습니다. 원장 가와무라 아키라입니다. 어떤 문제로 오셨습니까?"

긴장하며 진찰실로 들어갔는데 미소로 맞아주어 마음이 한결 누그러졌다. 진찰도 놀랄 정도로 세심하게 진행하였다. 혈압을 재고, 혀와 눈, 맥을 보았다. 가슴을 두드리거나 목을 촉진하고, 침대에 눕게 하여 배와 등, 허벅지를 눌러보니 마치 한방 병원 같다는 느낌을 받았다. 증상에 대해서도 매우 꼼꼼히 물어봐서 나는 요통, 어깨 결림, 두통, 냉증, 변비 등의 고민뿐 아니라 가족과 시시콜콜 말다툼하는 사정까지 털어놓게 되었다. 원장님이 깊이 고개를 끄덕였다.

"잘 알지요. 저도 과도한 스트레스로 우울증을 겪던 시기가 있었습니다. 그때 요통까지 심해서 환자분의 마음을 잘 이해합니다."

이어서 나의 현재 상태에 대해 친절하게 설명하였다.

"사와다 씨는 혈압이 높으십니다. 다리에 부종이 있고요. 혹시 짜게 드시는 식습관이 있으신가요?"

"그렇지는 않은데……. 마트에서 시간제로 일하느라 반찬을 사다 먹는 날이 많아요. 그 때문에 염분이 과했을지 모르겠습니다."

"밤에는 잘 주무십니까?"

"잠은 자지만 아침에 피곤해서 늘 일어나기가 힘들어요. 특히 주초는 더 심하죠."

"그것은 혈압과 스트레스 탓일 수 있습니다. 그리고 견갑골, 허벅지, 무릎 안쪽까지 몸이 전반적으로 딱딱하게 굳어 있습니다. 그 때문에 새우등이 되는 것이고요. 이것이 컨디션 저하의 원인이 되기도 합니다."

나는 깜짝 놀랐다.

"등이 굽으면 호흡이 얕아지고 혈행이 나빠지며 활력이 생기지 않습니다. 혈행이 정체되면 냉증이 생기고 심리적으로도 다운됩니다. 자세가 나쁘면 어깨 결림이나 요통의 원인이 되기도 하지요."

"굽은 등이 펴질 수 있습니까?" 하고 진지하게 원장님에게 물었다. 그는 미소를 띠면서 이렇게 대답했다. "물론입니다. 우선은 뒷무릎 펴기부터 시작해 보시지요!"

'벽 붙기' 5초 시연으로도 뭔가 시원해진 느낌

굽은 등을 고치는 데 왜 뒷무릎 펴기가 효과적인지 잘 모르겠지만 하루 3분이면 할 수 있는 체조라는 처방전 같은 종이를 원장님에게 받았다.

'벽 밀기 스트레칭, 벽 붙기 드로인, 1·2·3 체조'라고 씌어 있었다.

"자, 그럼 함께 해보시죠"라고 원장님이 진찰실 벽에 양손을 붙였다. 이것이 벽 밀기라는 동작인가? 나도 따라서 양손을 벽에 붙이고 5회 누르고, 다시 5초간 누른다.

동작이 끝나고 벽에서 떨어지니 왠지 몸이 시원하게 느껴졌다. "허리가 좀 편해진 것 같아요"라고 말하자 원장님은 미소를 지으며 말했다.

"네! 안색이 좋아지고 볼에 혈색이 돌아올 것입니다."

단지 5초 정도 벽을 밀었을 뿐인데 마음까지 가벼워진 듯하다. 이어서 벽 붙기, 1·2·3 체조를 원장님과 같이 해보았다.

"선생님, 허리와 어깨가 편해진 것 같아요. 머리도 좀 맑아진 기분이 들어요."

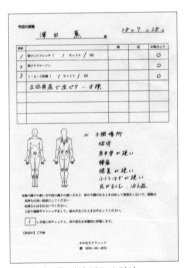

사와다 가오루 씨의 진료 소견서

"좋습니다! 자, 그럼 이것을 매일 실천해보세요. 매일 저녁 목욕 후 하루 1세트면 충분합니다. 1개월 후에 다음 목표는 서서 전굴 자세를 하여 바닥에 손이 닿는 것입니다."

양발을 모으고 서서 상체를 숙여 바닥에 손이 닿는 자세?

"설마요, 그런 것을 어떻게 제가…….평생 바닥에 손이 닿은 적이 한 번도 없어요."

실제로 바닥과 손가락 거리가 20cm

이상은 벌어질 것이다. 그럼에도 원장님은 전혀 동요하지 않았다.

"80세 할머니들도 하시는데 48세인 사와다 씨가 못할 리가 없습니다. 뒷무릎이 펴지면 가능합니다. 1개월 후에 다시 오세요!"

'벽 붙기'로 체간을 튼튼하게

일단 해보는 수밖에 없었다. 동작도 간단하고, 목욕 후 매일 3분 정도라면 그리 힘들지 않겠다고 생각했다.

3가지 체조 중에 어려운 것이 '벽 붙기'였다. 벽에 발꿈치와 등을 붙이는 쉬운 동작인데도 무섭게 느껴졌다. 앞으로 고꾸라질 것만 같았다. 가슴을 활짝 펴려고 하면 불안해졌다. "마음이 불안할 때는 더 새우등 자세가 되기 쉽습니다"라는 가와무라 원장님의 말이 떠올랐다. 역시……

아등바등 애쓰는 모습을 지켜보던 체육 특기 지망생인 아들이 시범을 보이며 거들었다.

"엄마랑 누나는 체간이 너무 약해요. 평소에 배와 허벅지를 단련하지 않으니까 이런 간단한 자세도 힘든 거예요. 나도 처음 육상부를 시작할 때는 형편없었어요."

그로부터 1개월간 매일 3가지 체조를 계속했다. 목욕 후 3분 정도 시간을 내는 정도였지만 그것만으로도 몸이 펴지는 느낌이 들었다. 아들의 말처럼 평소 배와 허벅지의 힘을 키우는 일을 명심했다.

서서히 몸에 변화가 나타났다. 변비가 개선된 것이다. '벽 밀기'를 하면 장이 움직이는 기분이 들어서 아침에도 추가로 해주었다. 점차 요통도 개선되었다.

3가지 운동 중에서 '1·2·3 체조'가 좋았다. 심호흡을 의식하면 머리가 맑아지는 기분이 들었다. 초진할 때 가와무라 원장님이 호흡이 너무 얕다고 했는데 그 문제가 얼마간 개선되는 것 같았다.

두 번째로 병원을 찾았다. 원장님이 상태를 보더니 "자, 그럼 서서 전굴 자세를 해보실까요?"라고 말했다. 두근거림과 함께 가슴이 곤두박질치는 것을 느끼며 바닥에 쭉 손을 뻗었다.

"닿았네!" 손끝뿐 아니라 손바닥이 바닥에 닿은 것이다. 단 1개월 만에, 거짓말 같았다.

"많이 노력하셨군요. 1개월 전에 비하면 하반신에도 힘이 많이 생겼습니다. 체간이 강해지는 것이지요. 다리 부종도 많이 해소되었습니다. 아주 훌륭합니다."

기쁘기도 하고 쑥스럽기도 해서 "특별히 노력한 것이 없는데요. 하루 3분만 하면 되는 것이라서……"라고 대답했다.

"하루 3분이라도 1개월을 꾸준히 지속하신 것이니 의미가 있지요."

다음 과제는 다리 일자 벌려 전굴

다음 숙제는 더욱 난제였다. 2개월 후의 목표는 다리 일자 벌려 전굴 자세라고 한다.

이것은 말 그대로 다리를 완전히 벌리고 상반신을 바닥에 붙이는 포즈이다. 이런 어려운 것을 할 수 있을 리가 없지. 고작 3가지 체조만으로 몸이 그렇게 달라질 수 있을까.

"아마 할 수 있을 거예요!"

눈을 반짝이며 마트의 동료 마쓰오 씨가 말했다. 공동 관심사가 생긴 덕분에 마쓰오 씨와 부쩍 친해졌다. 휴식 시간에 함께 '벽 붙기'를 하는 때도 있었다. 마쓰오 씨가 갑자기 라커 룸 바닥에 다리를 벌리고 앉았다. 내가 어리둥절하는 사이 마쓰오 씨가 상반신을 천천히 숙였다.

어 어 어 어 어 어-?

충격이었다. 마쓰오 씨의 상반신이 바닥에 딱 붙는 것이 아닌가.

나는 얼떨결에 "마쓰오 씨, 저보다 연세가 많으시지요?" 하고 물었다. 그랬더니 태연하게 "그렇지. 일흔이라오" 하고 대답하는 것이 아닌가. 70세? 60대 초반쯤이려니 어림짐작했는데 큰 충격을 받았다. 피부나 서 있는 자세가 도저히 70세로는 보이지 않았다.

다음 날 나는 마쓰오 씨에게 이끌려 처음으로 요가 교실에 참가했다. 이 클래스는 '할머니 반'이며, 평균연령이 80세라고 한다.

내용을 듣고 요양원 체조 정도를 상상했는데 직접 눈으로 보니 놀라웠다. '벽 밀기 스트레칭, 벽 붙기 드로인, 1·2·3 체조'뿐 아니라 수건 스트레칭과 다리 벌려 전굴 자세까지 모두 잘 따라 하고 계셨다. 심지어 마지막에 아치 자세까지 멋지게 성공하는 모습을 보고는 입이 다물어지지 않았다.

70~80대 할머니들이 아치 자세를 해낸다. 양손으로 몸을 거꾸로 들어 올린다. 나이와 상관없이 가능하다는 것을 직접 확인하였다.

"저도 해보고 싶어요." 가와무라 원장님에게 이렇게 말했다.

"물론입니다! 하지만 그전에 다리 일자 벌려 전굴 자세에 성공하세요. 그다음 단계가 아치입니다."

다음 목표는 드디어 아치 자세!

예정된 3번째 병원 진찰을 앞둔 전날, 집에서 혼자 다리 일자 벌려 전굴 자세에 도전했다. 일주일 전에는 아직 만족스럽지 않았다. 목욕 후 충분히 스트레칭을 한 뒤 다리를 벌리고 양손으로 발끝을 잡았다. 깊이 숨을 들이쉬었다가 내쉬면서 상체를 아래로 내렸다. 머리가 전에 없이 앞쪽으로 내려간 것을 실감했다. 천천히, 천천히, 몸을 앞으로 기울이자 놀랍게도 머리가 바닥에 닿았다.

"……서, 성공!" 나는 무심결에 소리를 질렀다. 드디어 해냈다. 다리가 일자로 벌어졌다.

다음 날 클리닉에서도 똑같이 성공했다. 가와무라 원장님은 "이런 진도라면 3개월 후에 아치 자세를 할 수 있겠군요"라며 방법을 설명해주었다.

아치 자세 방법

1. 양 무릎을 세운 상태로 천장을 보고 눕는다. 발꿈치는 엉덩이 쪽에 붙인다.
2. 양다리는 어깨너비로 벌리고, 발끝은 앞쪽을 향한다.
3. 양손은 손끝을 벌려 귀 옆에 거꾸로 돌려 짚고 팔꿈치는 천장을 향한다.
4. 숨을 들이쉬면서 양다리와 허리의 힘을 이용해 천천히 허리를 들어 올린다.
5. 양팔에 힘을 주고 손바닥으로 바닥을 누르며 상체를 들어 올려 정수리 쪽을 바닥에 댄다.
6. 양팔과 양다리를 쭉 펴서 상체를 들어 올린다. 머리의 힘을 빼고 5초간 유지한다.
7. 숨을 내쉬면서 머리, 목, 허리의 순서로 천천히 바닥으로 돌아온다.

집에 돌아오자마자 시도해보았더니 4에서 5로 넘어가는 단계에서 여지없이 무너졌다. 원장님은 아치 성공을 위해 새로운 과제를 내주셨다.

한 가지는 견갑골을 유연하게 하는 체조다. "사와다 씨는 어깨와 견갑골이 굳어 있으니 이곳을 유연하게 풀어주도록 하세요. 하루에 1회, 양손을 등 뒤에서 맞잡을 수 있도록 연습해보세요."

다른 한 가지는 팔굽혀펴기이다. "양팔에 힘이 없으면 몸을 들어 올릴 수 없으니 팔굽혀펴기를 3일에 하루의 빈도로 해보세요. 무리하지 마시고 하루 10회라도 좋습니다."

"해보겠습니다." 뭔가를 목표로 노력하는 것이 실로 너무나 오랜만이다.

더 이상 나는 새우등이 아니다

팔굽혀펴기는 상상 이상으로 힘들었다. 고작 몇 개에 나가떨어졌다. 이런 내 모습을 보고 아들이 "무릎을 대고 해보면 어때요?" 하고 조언을 해주었다. 처음엔 너무 무리하지 말고 익숙해지면 강도를 높여가면 된다는 것이다. 체육 특기 지망생이라 그런지 조언하는 것이 다르다.

2개월이 흘렀다. 나는 요가 교실에서 아치에 도전하였다.

70대와 80대 선배들과 나란히 무릎을 세우고 누웠다. 나는 천천히 숨을 들이쉬었다. 우선은 허리를 들어 올리고, 양손에 힘을 주어 등을 올린 뒤, 정수리를 바닥에 댔다. 좋아. 이제 남은 것은 이대로 머리를 들어 올리면 돼……. 하지만 팔이 펴지지 않는다. 몸이 무겁다. 양팔에 힘을 주어도 머리가 올라가지 않는다. 역시 아직은 무리인가.

그런데 그 순간 갑자기 몸이 쑥 올라갔다. 가와무라 원장님이 등을 살짝 들어 올려준 것이다.

그 정도만으로도 몸이 가벼워져서 양팔이 쭉 펴졌다. 머리가 바닥에서 떨어진 순간 보였다. 원장님의 발이 거꾸로 보였다!

"성공하셨군요, 사와다 씨." 원장님이 박수를 쳐주었다. 내 등에서 원장님의 손이 떨어져 있었다. 성공했다. 내 팔과 다리만으로 아치 자세를 하고 있다!

할머니들의 박수 소리도 함께 울렸다 "축하해요!" 마트 동료 마쓰오 씨는 만세를 불렀다. 나는 몸을 거꾸로 한 채 얼굴이 빨개졌다.

오랜만에 주방 식기장의 유리에 비친 나의 모습을 찬찬히 보았다. 반년 전에 비해 어깨 결림과 요통이 사라지고 혈압도 안정되었다. 변비는 이제 먼 옛일처럼 느껴진다. 허리도 조금 가늘어지고 혈색도 좋아졌다. 그뿐 아니라 이제 더 이상 새우등이 아니다. 3번 계산대에 서는 일이 하나도 두렵지 않다.

풍성한 사연의 다양한
부활 스토리

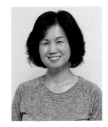

뇌경색 후유증의 남편과 함께 하는 요가
미나미 요코 씨(56세)

5년 전 남편이 뇌경색으로 갑자기 쓰러졌다. 고혈압이 원인이었다. 다행히 생명은 간신히 건져서 직장에 복귀하였으나 본인은 오른손과 입가에 위화감이 있어 힘들어했다. 의사 선생님은 "집에서도 재활 운동을 꾸준히 하라"고 했지만 기껏 공원을 걷는 정도가 고작이었다. 얼굴을 움직이는 안면 스트레칭 등은 마음뿐 지속하기 힘들었다.

그러던 차에 이번에는 내가 오십견으로 양팔이 올라가지 않았다. 정형외과와 접골원을 전전하였지만 전혀 차도가 보이지 않았다. 마침 지인이 침과 뜸을 추천해주어 찾아간 곳이 '가와무라 클리닉'이었다.

아내분인 요코 선생님의 침구 치료를 받으며 조금씩 차도를 보이던 중 "요가 교실에 다녀보시면 어떻겠습니까?" 하고 추천을 받았다.

원장 선생님이 요가 지도를 하신다는 말을 듣고 남편의 재활 치료에도 도움이 되겠다 싶었다. 일반 요가 교실과 달리 의사의 지도라면 안심할 수 있겠지 싶어서 곧바로 둘이 함께 다니기 시작하였다.

그리고 2년이 흐른 지금, 가장 기쁜 것은 남편의 혈압이 안정되었다는 사실이다. 덕분에 가장 무서운 뇌경색 재발의 시름을 덜었다. 나의 어깨도 완전히 회복했고 다리 일자 벌리기나 전굴 자세도 수월하게 할 수 있게 되었다.

50대 들어서 부부 모두 체력이 급격히 떨어진다고 생각했는데 오히려 한층 자신이 붙었다.

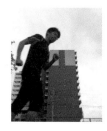

다시 달릴 수 있다! 나의 행복
다지리 가즈야 씨(35세)

20대부터 러닝이 취미였는데 3년쯤 전에 무릎과 허리에 통증이 생겨 한동안 달릴 수가 없었다. 때마침 알게 된 가와무라 선생님에게 "무릎이 아파서 달릴 수가 없다"고 상담하였더니 요가 교실을 소개해주셨다.

'응? 요가는 여자들이 하는 것이 아닌가?'라는 정도의 편견밖에 없던 터라 통증을 잡아주리라는 것은 아예 생각도 못하였다. 모처럼 추천해주셨는데 거절하기가 껄끄러워서 일단 참석했는데 막상 회원 중 몸이 가장 굳어 있어서 놀랐다. 그럴 뿐 아니라 다른 분들의 동작을 전혀 따라가지 못했다.

그런데 돌아오는 길에 몸이 시원하고 허리도 한결 가벼워진 느낌이 들었다. 집에서도 선생님이 추천하신 운동 몇 가지를 함께 연습하였더니 서서히 달리기를 해도 무릎이 전처럼 아프지 않았다. 요가를 시작하고 반년 정도 뒤부터는 무릎 통증이 완전히 사라져서 장거리도 거뜬히 뛸 수 있게 되었다.

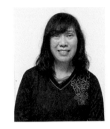

유방암 치료 후 컨디션 회복
T씨(57세)

6년 전 오른쪽 유방에 암이 발견되어 전체를 적출하는 수술을 받았다. 항암제와 방사선 치료를 반복하고 호르몬제를 복용하는 사이 몸이 완전히 만신창이가 되었다. 계단을 오르는 것조차 힘든 상태였다.

그러던 차에 가와무라 선생님의 요가 교실에 다니게 되고 1개월 만에 계단을 수월하게 오를 정도가 되었다. 몸이 유연해지면서 컨디션을 회복했고 심각하던 변비도 개선되었다.

가장 큰 수확은 '할 수 있다'는 마음가짐이었다. 요가를 하다 보면 처음에 절대 무리라고 생각한 자세도 어느새 '나도 할 수 있겠다'로 바뀐다.

병에 걸리면 온통 '하지 못하는 것'만 늘어나는데 '할 수 있어'를 실감한다는 자체가 대단히 고무적이다. 아마도 주변 고령의 분들이 점차 목표를 달성하는 모습을 직접 눈으로 보는 것이 긍정적 변화의 계기일 것이다.

고관절통을 극복, 이젠 아치 자세도 문제없다!
야다 마유미 씨(53세)

4년 전 단기간에 갑자기 체중이 15kg이나 불었다. 입을 수 있는 옷이 없어서 살을 빼려고 걷기를 시작, 그런데 얼마 되지 않아 고관절에 이상이 왔다. 무릎에 물이 차고 다리를 조금 움직여도 고관절에 극심한 통증이 와서 계단을 오르내리는 일은 아예 엄두도 내지 못하였다. 앉지도 못하고 서지도 못하는, 그야말로 진퇴양난이었다. 활동을 하지 못하니 어깨 결림도 심해지면서 점점 자세가 더욱 비뚤어졌다.

그러다 마침 딸과 함께 '가와무라 클리닉'을 찾게 되었다. 벽에 붙어 있는 할머니들의 요가 사진을 보고 '이런 것까지 할 수 있구나' 하고 놀라 호기심에 참가해보았다. 당시는 고관절 통증으로 무릎을 꿇는 것조차 힘들었다. 하지만 가와무라 선생님이 동작 하나하나 세심하게 조언을 해주셔서 조금씩 통증이 개선되었다. 덕분에 몸이 유연해져서 지금은 '아치의 여왕'이라는 칭찬을 받는 정도가 되었다.

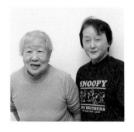

고부간에 즐겁게 '벽 밀기'를 한다
아카다 나오코 씨(62세), 아카다 치에코 씨(88세)

나(나오코)는 젊을 때 경추 염좌를 앓은 병력이 있어서 오른쪽 어깨에 결림과 저림, 오른쪽 허리에 요통이 있다. 그로 인해 점차 오른쪽 어깨가 내려가고 구부정한 자세가 되었다. 운동을 하는 것도 내키지 않아 몸을 움직이는 것은 집안일과 농사일 정도가 고작이다. 체중도 불고 냉증도 악화되었다.

그러던 중에 시어머니(치에코 씨)가 가와무라 선생님에게 요가를 배우기 시작하였다. 허리가 굽어서 걸을 때 아래만 보고 걸으셔야 했는데 요가 덕분에 한결 똑바로 설 수 있게 되었다. "다리가 부을 땐 수건 스트레칭이 좋단다" 하면서 집에서도 연습하는 모습을 보고 나도 흥미를 느껴 함께 다니게 되었다. 1년이 채 되지 않아 체중이 3kg이나 빠지고 몸도 한결 곧아졌다. 예전엔 냉증이 매우 심했는데 요즘은 손난로가 필요 없게 되었다.

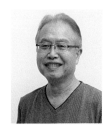

정년퇴직 후 활력 유지
가와무라 요시하루 씨(65세)

몸을 움직이는 것을 매우 좋아해서 예전에 직장 생활을 할 때는 동료와 등산과 테니스를 즐겼다. 그런데 정년퇴직 이후엔 기회가 줄어 혼자 걷기 정도만 간간이 하고 있었다.

정년 전에는 '아침엔 실컷 잠을 자야지', ' 뭐든 하고 싶은 것을 마음껏 하자'는 마음이었으나 이내 싫증이 나고 말았다. 체력도 떨어지고 사람들과 만남도 줄었다. 적극적으로 나서지 않으면 집에만 틀어박혀 있기 십상이었다.

그래서 시작한 것이 주 1회 가와무라 선생님의 요가 교실. 몸이 많이 굳어 있어서 여전히 반에서 열등생이지만 활력 넘치는 선배 여성분들에게 항상 좋은 기운을 받고 있다. 그리고 요가로 몸을 움직인 날에는 잠도 푹 잔다.

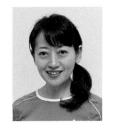

건강과 미용 일석이조 효과!
하라 게이코 씨(45세)

요가에 흥미를 가지게 된 것은 건강과 미용을 위해서였다. 특별히 안티에이징 AK 요가는 의학적 이론을 바탕으로 지도가 이루어지는 것이 훌륭하다고 생각한다. 근육, 내장, 체간 단련법 등 일반인도 이해할 수 있어서 어디에 어떻게 효과적인지 잘 알 수 있다.

1년 반 요가를 하면서 호흡이 안정되어 가는 것을 느낀다. 혈행도 좋아지고 대사도 향상되었다. 자세가 반듯해지니 피부가 맑아졌다. 무엇보다 가와무라 원장님의 열렬한 지도 덕분에 긍정적인 마인드로 바뀐 것이 기쁘다.

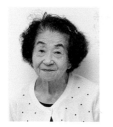

집안일과 강아지 돌보기도 한결 수월
시로 요시코 씨(84세)

8년 전에 무릎 수술을 하며 인공관절을 넣었다. 통증은 없지만 걸으면 뭐라 표현하기 힘든 부자연스러움이 있어서 집안일조차 마음먹은 대로 되지 않았다. 가와무라 원장님에게 상담을 받고 요가를 시작하면서 매일 벽에 손을 짚고 뒷무릎을 펴는 스트레칭을 하였다. 얼마간 지속하였더니 다리가 한결 편안하게 올라갔다. 걷는 것도 어려움이 없고 손도 무리 없이 올릴 수 있다.

덕분에 가족이 모두 출근한 낮 시간 동안 내가 집안일을 도울 수 있어서 너무나 기쁘다. 강아지와 노는 시간도 빼놓을 수 없는 생활의 큰 낙이다.

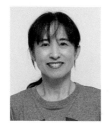

비뚤던 자세가 똑바로
아베 유키코 씨(50세)

40대가 되니 허리와 어깨, 목에 통증이 생기기 시작했다. 배구가 취미여서 오랫동안 운동을 꾸준히 하긴 했지만 어택 등 플레이 과정에서 몸 왼쪽만 집중적으로 사용한 때문인지 좌우 균형이 무너진 모양이었다. 그러던 차에 우연히 학부모를 대상으로 한 학교 강연회에서 가와무라 원장님의 말씀을 듣고 비로소 내 몸의 문제점을 깨달았다.

요가를 시작한 지 1년 남짓이지만 이제는 몸의 균형이 잡히는지 허리 통증이 많이 개선되었다. 혈행도 좋아져서 주변 지인들에게 피부 관리법을 바꾸었느냐는 말을 자주 듣는다.

동양의학을
치료에 도입한 이유

'가와무라 클리닉'은 동양의학을 치료에 도입하여 실천한다.
한약을 처방하는 것뿐 아니라 침과 뜸을 병행하고 있다.
침구사인 가와무라 요코 씨에게 그 의미를 들어보았다.

　서양의학과 동양의학은 질병과 건강을 대하는 사고방식에 다소 차이가
있다.

　동양의학에서 '건강'은 몸 안의 기(생명 에너지), 피(혈액), 진액(체액이나 림프
액)이 머리끝에서 발끝까지 정체하지 않고 흐르는 상태를 말한다.

　강물의 흐름을 떠올리면 된다.

　흘러가는 과정에 웅덩이가 있다고 해보자. 그곳의 물은 깨끗할까? 고인
물은 썩어 모기 유충만 꼬일 것이다.

　인간의 신체도 마찬가지다. 기, 혈액, 진액이 막힘없이 흐르면 그것이 흘러
드는 장기도 깨끗하다. 흐름이 막히면 그곳에서 질병이 발생한다.

　서양의학에서는 자율신경증이나 정신적 불안정, 호르몬 균형이 깨지면서
나타나는 갱년기 장애, 냉증 등은 치료가 어렵다고 하지만 동양의학에서는
효과를 보는 경우가 많다.

　침과 뜸 치료는 기, 혈액, 진액이 부족한 부분을 보충해주고 과한 곳은 분
산시켜 균형을 맞춰준다. 연관된 경혈을 자극해 기, 혈액, 진액이 막힘없이
흘러가도록 한다. 이렇게 되면 자연히 문제의 증상이 사라진다. 약의 힘이 아
니라 자신의 내면에서 근본적으로 개선되는 것이 중요하다.

　기가 정체되면 몸과 정신이 모두 처진다. 기는 혈액과 함께 도는 것이므로
혈행을 개선하면 정체된 기도 흘러 개선된다.

　또한 치료 중에 환자의 다양한 이야기를 모두 듣는다. 쌓아두기만 하던 기
를 대화를 통해 방출하는 것이 치료로 이어진다. 환자와 대화를 통해 몸의

부조화의 원인을 감지할 수 있고 질병의 증후를 관찰한다.

　피부 윤기 등을 통해서도 건강 상태를 관찰하고, 어떤 음식을 섭취하는지, 간을 강하게 하는지 약하게 하는지도 물어본다. 고령자 중에는 고기 같은 동물성 단백질 섭취량 감소나 수분 부족 등으로 피부가 건조하여 가려움증을 호소하시는 분이 많아 조언을 드리기도 한다.

　이처럼 동양의학은 인간 자체를 모든 방향에서 살피는 의학이다. 서양의학과 조화를 잘 이룰 수 있다면 환자의 치료에 큰 도움이 되리라 생각한다.

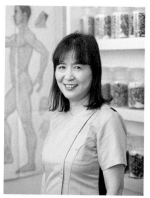

침구사 가와무라 요코
고베대학 교육부 졸업. 효고침구전문학교 졸업. 가와무라 클리닉 원장의 아내.
아이 3명을 키우면서 두통, 감기, 생리통 등 약에 지나치게 의존하는 서양의학에 의문을 품고 뜸과 침의 세계에 관심을 갖게 되었다.

가와무라 원장에게 묻다
좀 더 자세히 알고 싶은 '뒷무릎 펴기'

Q 안티에이징 AK 요가와 일반 요가의 차이는?

A 일반 요가보다 쉽게 도전할 수 있다

안티에이징 AK 요가는 주로 뒷무릎을 유연하게 만들고 잘 펴는 것을 목적으로 한다. 수건이나 페트병, 롤 티슈 등 일상용품을 사용해 운동이 부족한 분이나 고령자도 안전하고 간단하게 지속할 수 있는 프로그램이다. 일반 요가가 어려운 분이라도 수월하게 도전할 수 있는 것이 매력이다.

Q 몸이 매우 딱딱하게 굳어 있어도 가능한가?

A 뒷무릎을 펴면 한결 유연해진다

요가 교실에 다니는 수강생 대부분도 몸이 매우 경직된 상태에서 시작하였다. 그럼에도 '벽 밀기, 벽 붙기, 1·2·3 체조'를 지속하는 사이 놀라울 정도로 유연해졌다. 뒷무릎이 풀리면 다리 근육이 펴지고 연쇄적으로 상반신까지 쭉 잘 펴진다. 나이에 관계없이 스트레칭을 하면 얼마든지 몸이 유연하게 변화한다.

Q 무릎과 허리에 통증이 있는데 스트레칭을 해도 좋을까?

A 시원하다고 느낀다면 문제없다

무릎이나 허리가 아픈 사람은 뒷무릎이 딱딱하고 굽어 있는 경우가 많다. 통증이 있다고 해서 움직이지 않으면 한층 더 경직되므로 뒷무릎을 가볍게 펴는 운동은 계속하는 것이 좋다. 이것만으로도 뒷무릎이나 허리 통증을 줄일 수 있다.

다만 무릎에 물이 차서 아프거나 요통이 심한 경우는 무리하지 않는 것이 좋다.

Q 다리가 잘 붓는데 개선 방법은?

A 평소에 뒷무릎을 자주 펴주는 것이 지름길이다

허벅지나 뒷무릎이 딱딱할 때 다리가 잘 붓는다. 경직되어서 굽어버린 뒷무릎에 림프액과 혈액이 정체되기 때문이다. 다리가 부었을 때는 천천히 뒷무릎 펴기를 시도해보자. 그중에서 특히 '벽 밀기' 동작과 수건 스트레칭이 효과적이다.

Q 요가로 체중을 줄일 수 있나?

A 신진대사가 활발해지므로 체중 조절에 도움이 된다

요가를 시작하고 체중이 2~3kg 줄었다고 하는 분이 많은데, 꼭 체중에 변화가 없더라도 '날씬해졌다'는 말을 많이 듣게 된다. 그 이유의 하나가 체간을 단련하기 때문이다. 자세가 좋아지기 때문에 외형적으로 한결 슬림해 보인다. 또한 운동으로 신진대사를 촉진하여 몸의 부기가 빠진다. 장의 기능도 개선되므로 변비가 해소되고 배 주변의 살도 줄어든다.

더 넓게는 스트레스가 해소돼 폭식을 하지 않는 것도 한 가지 이유가 될 것이다. 몸과 마음이 함께 건강해지면 부자연스러운 비만은 줄어든다.

Q 회의와 시험 때는 두근거림이 심해 진정하기가 힘든데 좋은 방법이 있을까?

A 호흡으로 자율신경을 안정시킨다

가슴이 두근거리는 것은 자율신경이 균형을 잃고 무너졌기 때문이다. 자율신경은 인간의 의지로 조절할 수 없지만 유일하게 가능한 것이 심호흡을 반복함으로써 균형을 맞추는 것이다. 내쉬는 숨에서 부교감신경의 작용을 높여서 심신의 릴랙스를 유도하고, 들이쉬는 숨으로 교감신경의 작용을 높여서 긴장감을 되찾는다. 특히 두근거림이 심한 사람은 평소 '1·2·3 체조'로 심호흡을 자주 하면 긴장 상태에서도 자연스럽게 호흡할 수 있다.

마치며

"요가를 시작하면 나이를 먹지 않는다. 계속하면 젊어진다"는 말을 흔히 듣습니다.

그 원리를 저는 뒷무릎 펴기 운동을 지속하신 환자분을 통해 생생하게 확인하고 있습니다.

이 책에 등장하신 분들은 결코 특별한 부류가 아닙니다.

하나같이 저를 믿고 운동을 계속해오신 분들입니다.

그분들에게 항상 "요가를 계속하면 요가의 신께서 멋진 선물을 주실 것입니다"라고 말씀드리고 있습니다.

저는 단지 요가 신의 선물을 충실하게 전달하는 역할을 할 뿐입니다.

저는 '운동이 만능 약'이라는 믿음을 가지고 있으며, 특히 고혈압, 당뇨, 고지혈증 등의 환자에게 항상

1이 운동

2가 식사

3, 4는 없고

5가 약

이라 말합니다.

'설마, 이렇게 소소한 운동이 무슨 효과가 있을까?' 하고 의문을 품으시는 분이 계실 것입니다.

하지만 사실입니다.

책을 읽다 보면 본인과 똑같은 문제를 겪으신 분의 사연이 눈에 띄실 것입니다.

요가는 '몸과 마음을 잇는다'는 의미입니다.

현대사회는 스트레스 사회입니다. 몸과 마음의 부조화를 스스로 인식하고 적극적으로 개선하는 것이 중요합니다.

마음의 평안은 몸 컨디션이 좋지 않으면 쉽게 무너지며, 몸 컨디션의 저하는 마음의 불안정을 나타내는 사인이기도 합니다.

이 책이 여러분의 몸과 마음의 안녕에 도움이 된다면 더할 나위 없는 기쁨일 것입니다.

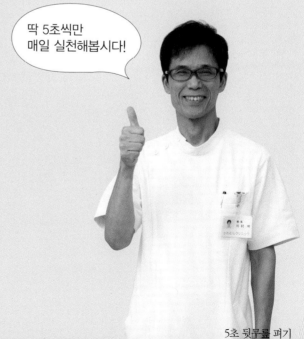

딱 5초씩만
매일 실천해봅시다!

모델 시마무라 마미
촬영 마쓰키 준(주부의 벗사)
구성 진 모토코
편집 담당 곤도 사치코

5초 뒷무릎 펴기로 모두 해결

초판 1쇄 발행 2019년 3월 5일

지은이 가와무라 아키라
옮긴이 송수영
펴낸이 명혜정
펴낸곳 도서출판 이아소
디자인 레프트로드
교 열 정수완

등록번호 제311-2004-00014호
등록일자 2004년 4월 22일
주소 04002 서울시 마포구 월드컵북로5나길 18 1012호
전화 (02)337-0446   **팩스** (02)337-0402

책값은 뒤표지에 있습니다.
ISBN 979-11-87113-32-4 13510

도서출판 이아소는 독자 여러분의 의견을 소중하게 생각합니다.
E-mail: iasobook@gmail.com

이 도서의 국립중앙도서관 출판예정도서목록(CIP)은 서지정보유통지원시스템 홈페이지
(http://seoji.nl.go.kr)와 국가자료공동목록시스템(http://www.nl.go.kr/kolisnet)에서
이용하실 수 있습니다. (CIP제어번호 : CIP2019004034)